U0333813

中|华|国|学|经|典|普|及|本

黄帝内经

〔西汉〕佚名　著

焦亮　译

中国书店

图书在版编目（CIP）数据

黄帝内经 /（西汉）佚名著；焦亮译 . —北京：
中国书店，2024.10
（中华国学经典普及本）
ISBN 978-7-5149-3388-8

Ⅰ . ①黄… Ⅱ . ①佚… ②焦… Ⅲ . ①《素问》
Ⅳ . ① R221.1

中国国家版本馆 CIP 数据核字（2024）第 060302 号

黄帝内经

〔西汉〕佚名 著　 焦亮 译
责任编辑：陈小莉

出版发行：中 国 书 店
地　　址：北京市西城区琉璃厂东街 115 号
邮　　编：100050
电　　话：（010）63013700（总编室）
　　　　　（010）63013567（发行部）
印　　刷：三河市嘉科万达彩色印刷有限公司
开　　本：880 mm×1230 mm　 1/32
版　　次：2024 年 10 月第 1 版第 1 次印刷
字　　数：190 千
印　　张：9.5
书　　号：ISBN 978-7-5149-3388-8
定　　价：66.00 元

"中华国学经典普及本"编委会

顾　问（排名不分先后）

王守常（北京大学哲学系教授，中国文化书院原院长）

李中华（北京大学哲学系教授、博导，中国文化书院原副院长）

李春青（北京师范大学文学院教授、博导）

过常宝（北京师范大学文学院原院长、教授、博导，河北大学副校长）

李　山（北京师范大学文学院教授、博导）

梁　涛（中国人民大学国学院副院长、教授、博导）

王　颂（北京大学哲学系教授、博导，北京大学佛教研究中心主任）

编写组成员（排名不分先后）

赵　新	王耀田	魏庆岷	宿春礼	于海英
齐艳杰	姜　波	焦　亮	申　楠	王　杰
白雯婷	吕凯丽	宿　磊	王光波	田爱群
何瑞欣	廖春红	史慧莉	胡乃波	曹柏光
田　恬	李锋敏	王毅龄	钱红福	梁剑威
崔明礼	宿春君	李统文		

前言

　　《黄帝内经》是我国现存成书最早的一部医学典籍，集中反映了我国古代的医学成就，创立了我国医学的理论体系，奠定了中医学发展的基础。它由《素问》和《灵枢》两部分组成，《素问》偏重于对人体生理、病理、疾病治疗原则以及人与自然间的关系等理论阐释，《灵枢》则偏重于对人体解剖、脏腑经络、穴位针灸等说明。每部分各有八十一篇文章，共由一百六十二篇文章组成，以黄帝与岐伯、雷公等人的问答形式将医理内容展现出来。

　　据考证，《素问》和《灵枢》原本是独立的两部书。《黄帝内经》之名，最早见于东汉班固《汉书·艺文志·方技略》。《黄帝内经·素问》之名，出于唐代医家、《素问》整理者王冰之手；《黄帝内经·灵枢》之名，出于宋代医家、《灵枢》整理者史崧之手。无论是《汉书·艺文志》所著录的《黄帝内经》，还是王本《素问》、史本《灵枢》，皆未署原作者之名，亦未标记撰著年代。于是，关于《黄帝内经》的作者及成书年代，便成为千百年来学者医家争讼不已的问题。在这里，我们不进行考证，只将这部中医传世经典呈献给大家。

作为中医之源,《黄帝内经》不仅是一部重要的古典医学文献,同时也是一部蕴藏着深刻养生智慧的巨著。它以天人相应的观念和阴阳五行的理论为基础,并在此基础之上衍生出改善自我体质、调整体内阴阳平衡、维护健康的养生方法。通过阴阳调和、四时顺养等养生理论,指导人们走向养生长寿的最高境界——尽终其天年,度百岁乃去。因此,《黄帝内经》不仅仅是中医学之宗,还是指导人们日常生活和饮食起居的健康法则,更是使人们健康长寿的养生之道。

然而,三千多年前的文字,对已经习惯白话文的我们而言,理解起来太过艰难。内容中层层交错的概念、相互叠加的理论以及艰涩难懂的术语,常常令我们如坠入云雾之中。为此,我们给原文配上了白话文翻译。另外,本书并非全本,而是偏重中医基本理论部分的《素问》篇的节选本。《黄帝内经》原著中有许多中医专业内容,对于普通读者作用不大,故此我们进行了适当的删减,只保留了书中与养生密切相关的内容。

由于水平有限,本书在编写过程中难免出现纰漏,还望大家批评指正。

目录

上古天真论篇

【原文】

昔在黄帝，生而神灵，弱而能言，幼而徇齐，长而敦敏，成而登天。

乃问于天师曰：余闻上古之人，春秋皆度百岁，而动作不衰；今时之人，年半百而动作皆衰者。时世异耶？人将失之耶？

岐伯对曰：上古之人，其知道者。法于阴阳，知于术数，食饮有节，起居有常，不妄作劳，故能形与神俱，而尽终其天年，度百岁乃去。今时之人不然也，以酒为浆，以妄为常，醉以入房，以欲竭其精，以耗散其真。不知持满，不时御神，务快其心，逆于生乐，起居无节，故半百而衰也。

夫上古圣人之教也，下皆为之。虚邪贼风，避之有时，恬惔虚无，真气从之，精神内守，病安从来？是以志闲而少欲，心安而不惧，形劳而不倦。气从以顺，各从其欲，皆得所愿。故美其食，任其服，乐其俗，高下不相慕，其民故自朴。是以嗜欲不能劳其目，淫邪不能惑其心。愚智贤不肖，不惧于物，故合于道。所以能年皆度百岁而动作不衰者，以其德全不危故也。

【译文】

古代的黄帝轩辕氏，生下来就十分聪明，小时候就善于言谈，幼年时便对周围事物有敏锐的观察力，长大后既敦厚又勤勉，成年时便登上了天子之位。

黄帝问岐伯道：我听说上古时候的人，年龄都超过百岁，动作却没有衰老的迹象；现在的人，年龄刚过五十，动作就衰弱无力了。这是由于时代不同呢，还是因为今天的人们不懂得养生呢？

岐伯回答道：上古时代的人，大都懂得养生之道，能够取法于天地阴阳的变化规律，用保养精气的方法来调和养生，饮食有所节制，作息有一定规律，而且不过分操劳，所以能够形神协调统一，活到自然的寿命，达到百岁才离开人世。现在的人却不同了，他们把浓酒当作甘泉滥饮无度，把任意妄为当作生活的常态，醉酒之后还要行房，因为恣情纵欲而使阴精竭绝，使真气耗散。不知道保持精气的充满，不善于节省精神，而只图一时感官的快乐，违逆人生乐趣，作息起居毫无规律，所以五十岁左右就衰老了。

上古时期，对于深谙养生之道的圣人的教诲，人们大都能够遵守。对于虚邪贼风等四时不正之气，能够及时避开，心中都清净安闲，没有杂念妄想，从而使真气顺畅，精神守持于内而不耗散，这样一来，疾病怎么会发生呢？因此，心志安闲减少欲望，情绪安定而不焦虑，形体劳作而不困倦。真气从容调顺，每个人都能随其所欲而满足自己的愿望。无论吃什么食物都觉得甘美，随便穿什么衣服都感到满意，大家喜爱当地的风俗，无论社会地位高低贵贱都不相互羡慕，所以这些人称得上朴实无华。因而任何嗜欲都不会引起他们注目，任何淫邪的事物也都不能迷惑他们的心志。无论愚笨的还是聪明的，能力大的还是能力小的，都不追求酒色等身外之物，所以符合养生之道。他们之所以能够活过百岁而动作不显得衰老，正是因为他们领会和掌握了修身养性的方法而身体不被邪气干扰、危害。

【原文】

帝曰：人年老而无子者，材力尽邪？将天数然也？

岐伯曰：女子七岁，肾气实，齿更发长。二七而天癸至，任脉通，太冲脉盛，月事以时下，故有子。三七，肾气平均，故真牙生而长极。四七，筋骨坚，发长极，身体盛壮。五七，阳明脉衰，面始焦，发始堕。六七，三阳脉衰于上，面皆焦，发始白。七七，任脉虚，太冲脉衰少，天癸竭，地道不通，故形坏而无子也。

丈夫八岁，肾气实，发长齿更。二八，肾气盛，天癸至，精气溢，阴阳和，故能有子。三八，肾气平均，筋骨劲强，故真牙生而长极。四八，筋骨隆盛，肌肉满壮。五八，肾气衰，发堕齿槁。六八，阳气衰竭于上，面焦，发鬓颁白。七八，肝气衰，筋不能动。八八，天癸竭，精少，肾脏衰，则齿发去，形体皆极。肾者主水，受五脏六腑之精而藏之，故脏腑盛，乃能泻。今五脏皆衰，筋骨解堕，天癸尽矣，故发鬓白，身体重，行步不正，而无子耳。

【译文】

黄帝问道：人上了年纪，不能生育子女，是由于精力衰竭了呢，还是受自然规律的限定呢？

岐伯回答道：女子到了七岁，肾气开始盛旺起来，乳齿被更换，头发变得茂盛。到了十四岁，天癸发育成熟，任脉通畅，太冲脉旺盛，月经按时来潮，具备了生育子女的能力。到了二十一岁，肾气平和，智齿生出，身高达到最高点。到了二十八岁，筋骨强健有力，头发达到最茂盛的阶段，身体最为强壮。到了三十五岁，阳明经脉气血逐渐衰弱，面部开始憔悴，头发也开始脱落。到了四十二岁，三阳经脉气血衰弱，面部枯槁，头发开始变白。到了四十九岁，任脉气血虚弱，太冲脉的气血衰微，天癸枯竭，月经断绝，所以形体衰老，失去了生育的能力。

男子八岁时，肾气充实起来，头发生长，乳齿更换。到了十六岁，肾气旺盛，天癸发育成熟，精气满溢，两性交合，就能生育子女。到了二十四岁，肾气盈满，筋骨强健有力，智齿生长，身高也达到顶点。到了三十二岁，筋骨丰隆盛实，肌肉亦丰满健壮。到了四十岁，肾气开始衰退，头发出现脱落，牙齿也渐渐枯槁。到了四十八岁，人体上部阳气逐渐衰竭，面部憔悴无华，头发和两鬓花白。到了五十六岁，肝气衰弱，筋脉迟滞，手脚变得不灵活了。到了六十四岁，天癸枯竭，精气减少，肾脏衰弱，牙齿头发脱落，形体衰弱至极。人体的肾脏主水，接受其他各脏腑的精气而加以贮藏，所以五脏旺盛，肾脏才有精气排泄。现在年龄大了，五脏皆衰，筋骨懈惰无力，天癸枯竭，所以鬓发都变白，身体变得沉重，步伐不稳，也不能再生育子女了。

【原文】

帝曰：有其年已老而有子者，何也？

岐伯曰：此其天寿过度，气脉常通，而肾气有余也。此虽有子，男不过尽八八，女不过尽七七，而天地之精气皆竭矣。

帝曰：夫道者，年皆百数，能有子乎？

岐伯曰：夫道者，能却老而全形，身年虽寿，能生子也。

黄帝曰：余闻上古有真人者，提挈天地，把握阴阳。呼吸精气，独立守神，肌肉若一。故能寿敝天地，无有终时。此其道生。

【译文】

黄帝问道：有的人年纪已经很大，却仍能生育，这是什么道理呢？

岐伯回答：这是他天赋的精力超过常人，气血经脉保持畅通，肾气仍有余的缘故。这种人虽然有生育能力，但一般男子不超过六十四岁，女子不超过四十九岁，精气就已经枯竭了。

黄帝问：懂得养生之道的人，年龄都达到一百岁了，还能生育吗？

岐伯回答：善于养生的人，能够推迟衰老而保全形体，即使年寿已高，也能够生育子女。

黄帝说道：我听说上古时代有真人，掌握了天地阴阳变化的规律，自由地呼吸天地之间精纯的清气，令精神持守于内，使筋骨肌肉与整个身体高度协调。所以他的寿命同于天地，而没有终了的时候，这就是因得道而长生。

【原文】

中古之时，有至人者，淳德全道，和于阴阳。调于四时，去世离俗。积精全神，游行天地之间，视听八达之外。此盖益其寿命而强者也。亦归于真人。

其次有圣人者，处天地之和，从八风之理，适嗜欲于世俗之间，无恚嗔之心。行不欲离于世，举不欲观于俗。外不劳形于事，内无思想之患。以恬愉为务，以自得为功。形体不敝，精神不散，亦可以百数。

其次有贤人者，法则天地，象似日月。辩列星辰，逆从阴阳。分别四时，将从上古。合同于道，亦可使益寿而有极时。

【译文】

中古的时候有至人，具有醇厚的道德，能全面地掌握养生之道，行为符合天地阴阳的变化。适应四时气候的变迁，避开世俗社会生活的干扰。聚精会神，悠游于广阔的天地自然之中，所见所闻能够广达八方之外，这是他延长寿命和强健身体的方法。这种人也可以归属真人的行列。

其次有圣人，能够安处于天地自然的正常环境之中，顺从八风的变化规律，使自己的爱好同世俗社会相应，没有恼怒怨恨之心。行为不离开世俗的一般准则，举动也没有仿效世俗的地方而保有自己的风格。在外，他不使形体因为事物而劳累；在内，没有任何思想负担。以清静愉悦为本务，以悠然自得为满足。所以他的形体不易衰惫，精神不耗散，寿命也可达到百岁。

其次又有贤人，能够依循天地的变化、日月的升降，分辨星辰的运行，顺从阴阳的消长，适应四时的变迁，追随上古真人，使生活符合养生之道，这种人也能增益寿命而接近自然的天寿。

四气调神大论篇

【原文】

春三月，此谓发陈。天地俱生，万物以荣。夜卧早起，广步于庭。被发缓形，以使志生。生而勿杀，予而勿夺，赏而勿罚。此春气之应，养生之道也。逆之则伤肝，夏为寒变。奉长者少。

【译文】

春季三个月，是万物复苏的季节。天地自然，都富有生气，万物显得欣欣向荣。此时，人们应当夜卧早起，在庭院里散步。披散开头发，松缓衣带让身体舒服，以使精神愉快，胸怀开畅，保持万物的生机。神志活动要顺应春生之气，不要滥行杀伐，多施少夺，多奖励少惩罚，这才是养生之道。如果违逆了春生之气，就会损伤肝脏，到夏季就会引发寒性病变。这是因为春天生养的基础差，供给夏长之气的条件不足。

【原文】

夏三月，此谓蕃秀。天地气交，万物华实。夜卧早起，无厌于日。使志无怒，使华英成秀。使气得泄，若所爱在外。此夏气之应，养长之道也。逆之则伤心，秋为痎疟，奉收者少。

【译文】

夏季三个月，是草木繁茂秀美的时节。此时，天气下降，地气上腾，天地之气相交，植物开花结实，长势旺盛，人们应该夜卧早起，不要厌恶白天太长。情志应保持愉快，切勿发怒，要使精神之英华适应夏气以成其秀美。使气机宣畅，通泄自如，如同对外界事物有浓厚的兴趣。这就是顺应夏长之气的养生方法。如果违逆了它就会损伤心脏，到秋天容易发生疟疾。这是因为夏天长养的基础差，供给秋收之气的条件不足。

【原文】

秋三月，此谓容平。天气以急，地气以明。早卧早起，与鸡俱兴。使志安宁，以缓秋刑。收敛神气，使秋气平。无外其志，使肺气清。此秋气之应，养收之道也。逆之则伤肺，冬为飧泄。奉藏者少。

【译文】

秋季三个月，因万物成熟而平定收敛。此时，天高风急，地气清肃。人应早睡早起，和鸡的活动时间相仿。保持神志的安宁，减缓秋季肃杀之气对人体的影响。精神内守，使秋天肃杀之气得以平和。不使神思外驰，以保持肺气的清肃功能。这就是适应秋季的养生方法。如果违逆了秋收之气，就会伤及肺脏，到冬天就要发生飧泄病。这是因为秋天收敛的基础差，供给冬藏之气的条件不足。

【原文】

冬三月，此谓闭藏。水冰地坼，无扰乎阳。早卧晚起，必待日光。使志若伏若匿，若有私意。若已有得，去寒就温。无泄皮肤，使气亟夺。此冬气之应，养藏之道也。逆之则伤肾，春为痿厥。奉生者少。

【译文】

冬季的三个月，是生机潜伏、万物蛰藏的时节。此时，水寒成冰，大地龟裂，这时不要轻易地扰动阳气。应该早睡晚起，待到日光照耀时起床才好。要使神志如伏似藏，好像心里很充实。好像已经得到满足，还要守避寒冷，求取温暖。不要使皮肤开泄，从而使阳气不断地损失。这是适应冬季气候而保养人体闭藏机能的方法。如果违背了这个道理，就会损伤肾脏，到春天就会得痿厥病。这是因为冬天闭塞的基础差，供给春生之气的条件不足。

【原文】

天气，清净光明者也，藏德不止，故不下也。天明则日月不明，邪害空窍。阳气者闭塞，地气者冒明。云雾不精，则上应白露不下。交通不表，万物命故不施，不施则名木多死。恶气不发，风雨不节，白露不下，则菀槁不荣。贼风数至，暴雨数起，天地四时不相保，与道相失，则未央绝灭。唯圣人从之，故身无奇病。万物不失，生气不竭。

【译文】

天气是清净光明的，蕴藏着生生不息的光明德泽，所以万物能够长久地生存而不消亡。如果天气阴霾晦暗，就会出现日月昏暗，如同外邪乘虚侵入孔窍。阳气闭塞不通，大地昏蒙不明。云雾弥漫，日色无光，那么地气不得上应天气，甘露也就不能下降了。天地之气不交，万物的生命就不能延续，自然界高大的树木也会死亡。邪气潜藏而不得散发，风雨无时，雨露当降而不降，草木也会枯槁不荣。贼风频频而至，暴雨不时而作，天地四时的变化失去了秩序，违背了正常的规律，万物在生长途中便全都夭折了。只有圣人能适应自然变化，注重养生之道，所以身无大病。如果自然万物都不失其规律，那么它的生命之气是不会衰竭的。

【原文】

逆春气，则少阳不生，肝气内变。逆夏气，则太阳不长，心气内洞。逆秋气，则少阴不收，肺气焦满。逆冬气，则太阴不藏，肾气独沉。

【译文】

如果违逆了春生之气，少阳之气就不会生发，以致肝气内郁而发生病变。如果违逆了夏长之气，太阳之气就不能生长，以致心气内虚。如果违逆了秋收之气，少阴之气就不能收敛，以致肺热叶焦而胀满。如果违逆了冬藏之气，太阴之气就不能潜藏，以致肾气衰弱。

【原文】

　　夫四时阴阳者，万物之根本也。所以圣人春夏养阳，秋冬养阴，以从其根。逆其根，则伐其本，坏其真矣。故阴阳四时者，万物之终始也，死生之本也。逆之则灾害生，从之则苛疾不起，是谓得道。道者，圣人行之，愚者背之。从阴阳则生，逆之则死，从之则治，逆之则乱。反顺为逆，是谓内格。

【译文】

　　四时阴阳的变化，是万物生长的根本。所以圣人在春夏季节保养阳气以适应生长的需要，在秋冬季节保养阴气以适应收藏的需要，顺应生命发展的根本规律。如果违逆这个规律，就会摧残生命的根本，破坏真元之气。因此，阴阳四时的变化是万物生长收藏的由来，是盛衰存亡的根本。如果违逆它，就会产生灾害；顺从它，就不会得重病，这样才可以说懂得了养生之道。对于养生之道，圣人能够加以实行，愚人则时常有所违背。顺从阴阳的消长就能生存，违逆了就会死亡；顺从这个规律就会安定，违逆了就容易发生祸乱。如果背道而行，就会生病，病名为关格。

【原文】

　　是故圣人不治已病治未病，不治已乱治未乱，此之谓也。夫病已成而后药之，乱已成而后治之，譬犹渴而穿井，斗而铸兵，不亦晚乎？

【译文】

　　所以圣人不等病已经发生再去治疗，而是倡导未病先防；这如同不等到乱事已经发生再去治理，而是注重在未乱之前的疏导，说的就是这个道理啊。如果疾病已发生再去治疗，祸乱已经形成再去治理，就如同口渴了才去掘井，战斗已经开始才去制造兵器，那不是太晚了吗？

生气通天论篇

【原文】

　　黄帝曰：夫自古通天者，生之本，本于阴阳。天地之间，六合之内，其气九州、九窍、五藏、十二节，皆通乎天气。其生五，其气三。数犯此者，则邪气伤人。此寿命之本也。

【译文】

　　黄帝说道：自古以来，人的生命与自然界变化是相通的，这是生命的根本，而这个根本不外乎阴阳。天地之间，四方上下之内，无论是地之九州，还是人之九窍、五脏、十二节，都与自然之气相通。天气衍生地之五行之气，五行之气又应上天之三阴三阳。如果经常违背阴阳五行的变化规律，那么邪气就会伤害人体。因此，适应这个规律是寿命得以延续的根本。

【原文】

　　苍天之气，清净则志意治，顺之则阳气固。虽有贼邪，弗能害也。故圣人传精神，服天气而通神明。失之则内闭九窍，外壅肌肉，卫气散解，此谓自伤，气之削也。

【译文】

自然界的天气清净，人的意志就相应地舒畅平和，顺应这个道理，阳气就会固密。即使有贼风邪气，也不能侵害人体。所以圣人能够聚精会神，呼吸天地之精气而与天地阴阳的神明变化相统一。如果违逆了这个道理，就会内使九窍不通，外使肌肉壅塞，卫气涣散不固，这就是人们自己造成的伤害，使阳气受到削弱。

【原文】

阳气者，若天与日，失其所则折寿而不彰。故天运当以日光明，是故阳因而上，卫外者也。

【译文】

人的阳气，如同天上的太阳一样重要，假如阳气失去了正常的位次而不能发挥其作用，人就会减寿或夭折，生命机能亦暗弱不足。所以天体的正常运行，是因太阳的光明普照而显现出来，同样，人的阳气也应在上在外，起到保护身体抵御外邪的作用。

【原文】

因于寒，欲如运枢，起居如惊，神气乃浮。因于暑，汗，烦则喘喝，静则多言，体若燔炭，汗出乃散。因于湿，首如裹，湿热不攘，大筋缓短，小筋弛长，缓短为拘，弛长为痿。因于气，为肿，四维相代，阳气乃竭。

【译文】

　　人受了寒邪，阳气就会像门轴在门臼中运转一样相互抗拒。如果起居猝急，扰动阳气，就会使神气外泄。如果受了暑邪，就会多汗烦躁，喝喝而喘，安静时多言多语，身体像炭火烧灼一样发高热，一经出汗，热邪就会散去。受了湿邪，头部就像有物蒙裹一样沉重，如果湿热相兼而不能排除，就会出现大筋收缩不伸，小筋弛缓无力的情况。大筋短缩的造成拘挛，小筋弛纵的造成痿弱。受了风邪，发为气肿，四肢交替肿痛不休，这是阳气已衰竭。

【原文】

　　阳气者，烦劳则张，精绝，辟积于夏，使人煎厥。目盲不可以视，耳闭不可以听，溃溃乎若坏都，汩汩乎不可止。阳气者，大怒则形气绝，而血菀于上，使人薄厥。有伤于筋，纵，其若不容。汗出偏沮，使人偏枯。汗出见湿，乃生痤痱。高粱之变，足生大疔，受如持虚。劳汗当风，寒薄为皶，郁乃痤。

【译文】

　　在人体烦劳过度时，阳气就会亢盛外张，导致阴精逐渐耗竭。如此多次重复，阳气愈盛而阴精愈亏，到夏季暑热之时，人就会发生煎厥病，发作时眼睛昏蒙看不见东西，耳朵闭塞听不到声音，混乱之时就像湖水溃决，急流奔泻一样不可收拾。阳气在大怒时就会上逆，血随气生而瘀滞于上，使人发生暴厥。如果伤及筋，使其弛纵不收，肢体行动不自如。如果经常半身出汗，就会进而演变为半身不遂。出汗以后遇到湿邪阻遏，就容易发生小疮和汗疹。经常吃肥肉精米厚味，足以导致生大疽，患病就像拿着空的容器接收东西一样容易。在劳动出汗时遇到风寒之邪，寒气阻碍于皮肤形成粉刺，郁积不解，可成疮疖。

【原文】

阳气者，精则养神，柔则养筋。开阖不得，寒气从之，乃生大偻。营气不从，逆于肉理，乃生痈肿。陷脉为瘘，留连肉腠。俞气化薄，传为善畏，及为惊骇。魄汗未尽，形弱而气烁，穴俞以闭，发为风疟。

故风者，百病之始也，清静则肉腠闭，阳气拒，虽有大风苛毒，弗之能害。此因时之序也。

【译文】

人的阳气，既能养神而使精神慧爽，又能养筋而使诸筋柔韧。汗孔的开闭调节失常，寒气就会随之侵入，就会造成身体俯曲不伸。如果寒气深陷经脉，营气不能顺着脉走，滞于肌肉之间，会发生臃肿。邪气滞于肌肉纹理，时间久了深入血脉就会形成瘘疮。从腧穴侵入的寒气内传而威胁脏腑，损伤神志，就会出现恐惧和惊骇之证。汗出未止的时候，形体与阳气都受到一定的削弱，腧穴闭阻，就会发生风疟。

风是引起各种疾病的起源，但只要人保持精神的安定，肌肉腠理就会密闭而有抗拒外邪的能力，即使有大风苛毒的侵染，也不能造成伤害。这正是循着时序的变化规律养生的结果。

【原文】

故病久则传化，上下不并，良医弗为。故阳畜积病死，而阳气当隔，隔者当泻，不亟正治，粗乃败亡。故阳气者，一日而主外，平旦阳气生，日中而阳气隆，日西而阳气已虚，气门乃闭。是故暮而收拒，无扰筋骨，无见雾露。反此三时，形乃困薄。

【译文】

所以病久不愈，邪滞留体内，就会内传并进一步演变，到了上下不通、阴阳阻隔的时候，即使有良医，也无能为力了。所以阳气蓄积，郁阻不通，也会导致死亡。对于这种阳气蓄积、阻隔不通的情况，应该用泻法治疗，如不及时正确施治，而被粗疏的医生所耽误，就会导致死亡。人身的阳气，白天运行于体表，日出时阳气开始生发，并趋向于外，中午时达到最旺盛的阶段，太阳偏西时，体表的阳气逐渐减少，汗孔也开始闭合。所以到了晚上，阳气收敛拒守于内，不要扰动筋骨，也不要接近雾露。如果违反了一天之内这三个时间的阳气活动规律，形体就会为邪气侵扰，而日趋衰弱。

【原文】

岐伯曰：阴者，藏精而起亟也；阳者，卫外而为固也。阴不胜其阳，则脉流薄疾，并乃狂；阳不胜其阴，则五脏气争，九窍不通。是以圣人陈阴阳，筋脉和同，骨髓坚固，气血皆从。如是则内外调和，邪不能害，耳目聪明，气立如故。

【译文】

岐伯说道：阴是藏精于体内而不断地扶持阳气；阳是卫护于外使体表固密。如果阴不胜阳，阳气亢盛，就会使血脉流动急迫快速，若再受热邪，阳气更盛就会引发狂病；如果阳不胜阴，阴气亢盛，就会使五脏之气不调和，从而导致九窍不通。所以圣人使阴阳平衡，使之各安其位，从而达到筋脉调和，骨髓坚固，血气畅顺。这样，阴阳之气就会内外调和，邪气不能侵害，耳目聪明，真气正常运行。

【原文】

风客淫气，精乃亡，邪伤肝也。因而饱食，筋脉横解，肠澼为痔。因而大饮，则气逆。因而强力，肾气乃伤，高骨乃坏。

【译文】

风邪侵入人体，伤及阳气，并逐步侵入内脏，阴精也就日渐消亡，这是由于邪气伤害了肝脏。如果再饮食过饱，会发生胃部筋脉弛纵，从而导致泻脓血的痢疾，进而引发痔疮。如果饮酒过量，则肺气就会上逆。如过度用力，则会损伤肾气，脊椎骨也会受到损伤。

【原文】

凡阴阳之要，阳密乃固。两者不和，若春无秋，若冬无夏。因而和之，是谓圣度。故阳强不能密，阴气乃绝；阴平阳秘，精神乃治；阴阳离决，精气乃绝。

【译文】

大凡阴阳的关键，在于阳气的固密。阳气固密于外，阴气就能固守于内。阴阳二者不协调，就如同一年之中只有春天而没有秋天，只有冬天而没有夏天一样。因此，阴阳的协调配合，是最好的养生方法。所以阳气亢盛，不能固密，阴气就会竭绝；阴气和平，阳气固密，人的精神才会正常。如果阴阳分离决绝，人的精气就会随之耗竭。

【原文】

因于露风，乃生寒热。是以春伤于风，邪气留连，乃为洞泄；夏伤于暑，秋为痎疟；秋伤于湿，冬逆而咳，发为痿厥；冬伤于寒，春必病温。四时之气，更伤五脏。

【译文】

如果受到雾露风寒之邪的侵犯，就会发生寒热。春天伤于风邪，邪气滞留不去，会生急泻病；夏天伤于暑邪，到秋天会发生疟疾；秋天伤于湿邪，到了冬天，邪气上逆，就会发生咳嗽，并且可能发展为痿厥病；冬天伤于寒气，到来年的春天，就要发生温热病。风寒暑湿这些四时邪气，会交替伤害人的五脏。

【原文】

　　阴之所生，本在五味，阴之五宫，伤在五味。是故味过于酸，肝气以津，脾气乃绝；味过于咸，大骨气劳，短肌，心气抑；味过于甘，心气喘满，肾气不衡；味过于苦，脾气濡，胃气乃厚；味过于辛，筋脉沮弛，精神乃央。是故谨和五味，骨正筋柔，气血以流，腠理以密，如是则骨气以精。谨道如法，长有天命。

【译文】

　　阴精的产生，来源于饮食五味。然而，储藏阴精的五脏，也会因五味而受到伤害。过食酸味，就会使肝气亢盛，导致脾气衰竭；过食咸味，就会使骨骼损伤，肌肉短缩，心气郁滞；过食甜味，就会使心气喘闷，肾气失于平衡；过食苦味，就会使脾气濡滞，进而使胃气薄弱；过食辛味，就会使筋脉弛纵，精神受损。因此，谨慎地调和五味，会使骨骼强健，筋脉柔和，气血通畅，腠理致密，这样，骨气就精强有力。谨慎地依照正确的方法养生，就会享受自然的寿命。

金匮真言论篇

【原文】

黄帝问曰：天有八风，经有五风，何谓？

岐伯对曰：八风发邪，以为经风，触五脏，邪气发病。所谓得四时之胜者，春胜长夏，长夏胜冬，冬胜夏，夏胜秋，秋胜春，所谓四时之胜也。

【译文】

黄帝问道：自然界有八风，人的经脉有五风，这是怎么回事呢？

岐伯回答道：自然界的八风会产生外部的致病邪气，进入经脉成为风邪，侵害人的五脏，使五脏发生病变。一年四个季节，有相克的关系，如春胜长夏，长夏胜冬，冬胜夏，夏胜秋，秋胜春，这就是所谓的四时相克的道理。

【原文】

东风生于春，病在肝，俞在颈项；南风生于夏，病在心，俞在胸胁；西风生于秋，病在肺，俞在肩背；北风生于冬，病在肾，俞在腰股；中央为土，病在脾，俞在脊。

【译文】

东风生于春季，病变多发生在肝脏，而表现于项颈；南风生于夏季，病多发生于心脏，而表现于胸胁；西风生于秋季，病多发生在肺脏，而表现于肩背；北风生于冬季，病多发生在肾脏，而表现于腰股。中央的方位属于土，病多发生在脾，而表现于脊背。

【原文】

故春气者病在头，夏气者病在脏，秋气者病在肩背，冬气者病在四支。

故春善病鼽衄，仲夏善病胸胁，长夏善病洞泄寒中，秋善病风疟，冬善病痹厥。

故冬不按蹻，春不鼽衄，春不病颈项，仲夏不病胸胁，长夏不病洞泄寒中，秋不病风疟，冬不病痹厥、飧泄而汗出也。

【译文】

所以春季邪气伤人，病多发于头部；夏季邪气伤人，病多发于心；秋季邪气伤人，病多发于肩背；冬季邪气伤人，病多发于四肢。

所以春天多发生鼻流清涕和鼻出血的病，夏天多发生胸胁疾患，长夏季多发生洞泄等里证、寒证，秋天多发生风疟，冬天多发生痹病。

所以冬天不做剧烈运动而扰动阳气，来年春天就不会发生鼽衄和颈项部位的疾病，夏天就不会发生胸胁的疾患，长夏季节就不会发生里寒洞泄一类的里证、寒证，秋天就不会发生风疟，冬天也不会发生痹证、飧泄、汗出过多等病。

【原文】

夫精者，身之本也。故藏于精者，春不病温。夏暑汗不出者，秋成风疟。

故曰：阴中有阴，阳中有阳。平旦至日中，天之阳，阳中之阳也；日中至黄昏，天之阳，阳中之阴也；合夜至鸡鸣，天之阴，阴中之阴也；鸡鸣至平旦，天之阴，阴中之阳也。故人亦应之。

【译文】

精是人体的根本，所以阴精内藏而不妄泄，春天就不会得温热病。夏暑阳盛，如果不能排汗散热，到秋天就会酿成风疟。

所以说：阴中有阴，阳中有阳。从清晨到中午，自然界的阳气为阳中之阳。从中午到黄昏，自然界的阳气则属阳中之阴。黑夜属阴，从日落到半夜，自然界的阴气为阴中之阴。从半夜到清晨，自然界的阴气则属阴中之阳。人的情况也与此相应。

【原文】

夫言人之阴阳，则外为阳，内为阴。言人身之阴阳，则背为阳，腹为阴。言人身之脏府中阴阳，则脏者为阴，府者为阳，肝心脾肺肾五脏皆为阴，胆胃大肠小肠膀胱三焦六府皆为阳。所以欲知阴中之阴、阳中之阳者，何也？为冬病在阴，夏病在阳；春病在阴，秋病在阳。皆视其所在，为施针石也。故背为阳，阳中之阳，心也；背为阳，阳中之阴，肺也；腹为阴，阴中之阴，肾也；腹为阴，阴中之阳，肝也；腹为阴，阴中之至阴，脾也。此皆阴阳、表里、内外、雌雄相输应也。故以应天之阴阳也。

【译文】

就人体的阴阳而论，外部属阳，内部属阴。就身体的部位来分阴阳，则背为阳，腹为阴。单从脏腑来说，脏属阴，腑属阳。肝、心、脾、肺、肾五脏都属阴；胆、胃、大肠、小肠、膀胱、三焦、六腑都属阳。为什么要了解阴阳之中复有阴阳的道理呢？这因为冬病在阴，夏病在阳；春病在阴，秋病在阳。都要根据疾病所在的部位来施用针刺和砭石的疗法。所以说，背部为阳，阳中之阳为心；阳中之阴为肺。腹部为阴，阴中之阴为肾；阴中之阳为肝；阴中至阴则为脾。以上这些都是人体阴阳表里、内外雌雄相互联系又相互对应的例证，所以人与自然界的阴阳是相应的。

【原文】

帝曰：五脏应四时，各有攸受乎？

岐伯曰：有。东方青色，入通于肝。开窍于目，藏精于肝，故病在头。其味酸，其类草木，其畜鸡，其谷麦。其应四时，上为岁星，是以知病之在筋也。其音角，其数八，其臭臊。

黄帝问：五脏与四时相应，都各有所用吗？

岐伯道：当然有。比如东方青色，与肝相通。肝开窍于目，精气内藏于肝，发病多在头部。比象来说，在五味中为酸，与草木同类，在五畜中为鸡，在五谷中为麦，与四时中的春季相对应，在天体中为岁星，所以肝病多发生在筋。在五音中为角，在五行成数中为八，在五气中为臊。

【原文】

南方赤色，入通于心，开窍于舌，藏精于心，故病在五脏。其味苦，其类火，其畜羊，其谷黍。其应四时，上为荧惑星，是以知病之在脉也。其音徵，其数七，其臭焦。

【译文】

南方赤色，与心相通。心开窍于舌，精气内藏于心，所以发病多在五脏。比象来说，在五味中为苦，在五行中为火，在五畜中为羊，在五谷中为黍，与四时中的夏季相应，在天体中为荧惑星，所以心病多发生在血脉。在五音中为徵，在五行成数中为七，在五气中为焦。

【原文】

中央黄色，入通于脾。开窍于口，藏精于脾，故病在脊。其味甘，其类土，其畜牛，其谷稷。其应四时，上为镇星，是以知病之在肉也。其音宫，其数五，其臭香。

【译文】

中央黄色，与脾相通。脾开窍于口，精气内藏于脾，发病多在脊部。比象来说，在五味中为甘味，在五行中为土，在五畜中为牛，在五谷中为稷，与四时中的长夏相应，在天体中为土星，所以脾病多发生在肌肉。在五音中为宫，在五行生成数中为五，在五气中为香。

【原文】

西方白色，入通于肺。开窍于鼻，藏精于肺，故病在背。其味辛，其类金，其畜马，其谷稻。其应四时，上为太白星，是以知病之在皮毛也。其音商，其数九，其臭腥。

【译文】

西方白色，与肺相通。肺开窍于鼻，精气内藏于肺，发病多在背部。比象来说，在五味中为辛，在五行中为金，在五畜中为马，在五谷中为稻，与四时中的秋季相应，在天体中为金星，疾病多发生在皮毛。在五音中为商，在五行成数中为九，在五气中为腥。

【原文】

北方黑色，入通于肾。开窍于二阴，藏精于肾，故病在谿。其味咸，其类水，其畜彘，其谷豆。其应四时，上为辰星，是以知病之在骨也。其音羽，其数六，其臭腐。

【译文】

北方黑色，与肾相通。肾开窍于前后二阴，精气内藏于肾，发病多在四肢。比象来说，在五味中为咸，在五行中为水，在五畜中为猪，在五谷中为豆，与四时中的冬季相应，在天体中为水星，疾病多发生在骨骼。在五音中为羽，在五行成数中为六，在五气中为腐。

【原文】

故善为脉者，谨察五脏六腑，逆从、阴阳、表里、雌雄之纪，藏之心意，合心于精。非其人勿教，非其真勿授，是谓得道。

【译文】

所以善于诊脉的医生，能够小心谨慎地审查五脏六腑的变化，了解其顺逆的情况，把阴阳、表里、雌雄的对应和联系，纲目分明地加以归纳，并把这些精深的道理深深地记在心中。这些理论非常宝贵，对于那些不具备一定条件的人，以及不是真心学习的人，千万不要轻易传授，这才是医学传授之道。

阴阳应象大论篇

黄帝曰：阴阳者，天地之道也，万物之纲纪，变化之父母，生杀之本始，神明之府也，治病必求于本。故积阳为天，积阴为地。阴静阳躁，阳生阴长，阳杀阴藏。阳化气，阴成形，寒极生热，热极生寒。寒气生浊，热气生清。清气在下，则生飧泄，浊气在上，则生䐜胀。此阴阳反作，病之逆从也。

故清阳为天，浊阴为地。地气上为云，天气下为雨。雨出地气，云出天气。故清阳出上窍，浊阴出下窍。清阳发腠理，浊阴走五脏。清阳实四支，浊阴归六腑。

【译文】

黄帝说：阴阳是天地间的普遍规律，是一切事物的纲领、万物变化的起源、生长毁灭的根本，是万物发生发展变化的动力源泉。举凡医治疾病，必须寻求治本的方法。清阳之气聚于上而成为天，浊阴之气积于下而成为地。阴主静，阳主动，阳主发生，阴主成长，阳主肃杀，阴主收藏。阳能化生力量，阴能构成形体。寒到极点会生热，热到极点会生寒；寒气能产生浊阴，热气能产生清阳；清阳之气居下而不升，就会发生泄泻之病。浊阴之气居上而不降，就会发生胀满之病。这就是阴阳的正常和反常变化，因此疾病也就有逆证和顺证的区别。

所以在大自然中，清阳之气上升为天，浊阴之气下降为地。地气蒸发上升为云，天气凝聚下降为雨；雨是地气上升之云转变而成的，云是由天气蒸发水汽而成的。人体的变化也是如此，清阳之气出于上窍，浊阴之气出于下窍；清阳发泄于腠理，浊阴内注于五脏；清阳使得四肢充实，浊阴使六腑能够相安。

【原文】

水为阴，火为阳。阳为气，阴为味。味归形，形归气。气归精，精归化。精食气，形食味。化生精，气生形。味伤形，气伤精。精化为气，气伤于味。

阴味出下窍，阳气出上窍。味厚者为阴，薄为阴之阳。气厚者为阳，薄为阳之阴。味厚则泄，薄则通。气薄则发泄，厚则发热。壮火之气衰，少火之气壮。壮火食气，气食少火。壮火散气，少火生气。气味，辛甘发散为阳，酸苦涌泄为阴。

【译文】

水属阴，火属阳。阳是无形的气，而阴是有形的味。饮食可以滋养形体，而形体的生成又必须依赖气化的功能，功能是由精所产生的，就是精可以化生功能。而精又是由气化而产生的，所以形体的滋养全靠饮食，饮食经过生化作用而产生精，再经过气化作用滋养形体。饮食不节，反过来会损伤形体，机能活动太过，也可以使精气耗损。精血充足，又能够化而为气，气也能够被五味太过所伤害。

味属阴，所以趋向下窍，气属阳，所以趋向上窍。味厚的属纯阴，味薄的属于阴中之阳；气厚的属纯阳，气薄的属于阳中之阴。味厚的有泄下的作用，味薄的有疏通的作用；气薄的能向外发泄，气厚的能助阳生热。阳气太过，能使元气衰弱，阳气正常，能使元气旺盛，因为过度亢奋的阳气，会损害元气，而元气依赖正常的阳气，过度亢盛的阳气，能耗散元气，正常的阳气，能增强元气。气味之中，凡气味辛甘而有发散功用的属阳，气味酸苦而有涌泄功用的属阴。

【原文】

阴胜则阳病，阳胜则阴病。阳胜则热，阴胜则寒。重寒则热，重热则寒。寒伤形，热伤气。气伤痛，形伤肿。故先痛而后肿者，气伤形也；先肿而后痛者，形伤气也。风胜则动，热胜则肿，燥胜则干，寒胜则浮，湿胜则濡泻。

【译文】

阴气偏胜，则阳气受损而为病。阳气偏胜，则阴气耗损而为病。阳偏胜则表现为生热，阴偏胜则表现为生寒。寒到极点，会表现出热象。热到极点，会表现出寒象。寒能伤形体，热能伤真气；真气受伤，可以产生疼痛。形体受伤，则会发生肿胀。所以先痛而后肿的，是真气先伤而后伤及形体；先肿而后痛的，是形体先病而后及于真气。风邪太过，就会发生痉挛动摇；热邪太过，就会发生红肿；燥气太过，就会发生干枯；寒气太过，就会发生水肿；湿气太过，就会发生泄泻。

【原文】

天有四时五行，以生长收藏，以生寒暑燥湿风。人有五脏化五气，以生喜怒悲忧恐。故喜怒伤气，寒暑伤形；暴怒伤阴，暴喜伤阳。厥气上行，满脉去形。喜怒不节，寒暑过度，生乃不固。故重阴必阳，重阳必阴。故曰：冬伤于寒，春必温病；春伤于风，夏生飧泄；夏伤于暑，秋必痎疟；秋伤于湿，冬生咳嗽。

【译文】

大自然有春夏秋冬四时的交替，有木火土金水五行的变化，因此，产生了寒暑燥湿风的气候。人有肝心脾肺肾五脏，五脏之气化生五志，产生了喜怒悲忧恐五种不同的情志活动。喜怒等情志变化可以伤气，寒暑外侵会损伤形体。突然大怒，就会损伤阴气；突然大喜，就会损伤阳气。如果气逆上冲，经脉阻塞，则神气就会浮越，离形体而去。所以不节制喜怒，不调适寒暑，生命就不会稳固。阴气过盛可以转化为阳，阳气过盛可以转化为阴。所以冬季受了寒气的伤害，春天就容易发生热性病；春天受了风邪的伤害，夏季就容易发生飧泄；夏季受了暑气的伤害，秋天就容易发生疟疾；秋季受了湿气的伤害，冬天就容易发生咳嗽。

【原文】

帝曰：余闻上古圣人，论理人形，列别脏腑；端络经脉，会通六合，各从其经；气穴所发，各有处名；谿谷属骨，皆有所起；分部逆从，各有条理；四时阴阳，尽有经纪。外内之应，皆有表里。其信然乎？

岐伯对曰：东方生风，风生木，木生酸，酸生肝，肝生筋，筋生心。肝主目。其在天为风，在地为木，在体为筋，在藏为肝，在色为苍，在音为角，在声为呼，在变动为握，在窍为目，在味为酸，在志为怒。怒伤肝，悲胜怒；风伤筋，燥胜风；酸伤筋，辛胜酸。

【译文】

黄帝问：我听说上古的圣人，谈论人体的形态，分辨内在的脏腑，了解经脉的分布，交会、贯通有六合，各依其经之循行路线；气穴之处，各有名称；肌肉空隙以及关节，各有起点；分属部位的或逆或顺，各有条理；与天之四时阴阳，都有经纬纪纲；外面的环境与人体内部相关联，都互有表里。这些说法都是正确吗？

岐伯答道：东方属春，阳生而日暖风和，风能滋养木气，木气能产生酸味，酸味能滋养肝气，肝气又能滋养筋，筋又能养心，肝气上通于目。它变化在天空中为风气，在地面上为木气，在人体中为筋，在五脏中为肝，在五色中为苍，在五音中为角，在五声中为呼，在人体的病变中表现为握，在七窍中为目，在五味中为酸，在情志中为怒。怒能伤肝，但悲能抑制怒；风能伤筋，但燥能够抑制风；过食酸味能伤筋，但辛味能抑制酸味。

【原文】

南方生热，热生火，火生苦，苦生心，心生血，血生脾。心主舌。其在天为热，在地为火，在体为脉，在藏为心，在色为赤，在音为徵，在声为笑，在变动为忧，在窍为舌，在味为苦，在志为喜。喜伤心，恐胜喜；热伤气，寒胜热；苦伤气，咸胜苦。

中央生湿，湿生土，土生甘，甘生脾，脾生肉，肉生肺。脾主口。其在天为湿，在地为土，在体为肉，在藏为脾，在色为黄，在音为宫，在声为歌，在变动为哕，在窍为口，在味为甘，在志为思。思伤脾，怒胜思；湿伤肉，风胜湿；甘伤肉，酸胜甘。

西方生燥，燥生金，金生辛，辛生肺，肺生皮毛，皮毛生肾。肺主鼻。其在天为燥，在地为金，在体为皮毛，在藏为肺，在色为白，在音为商，在声为哭，在变动为咳，在窍为鼻，在味为辛，在志为忧。忧伤肺，喜胜忧；热伤皮毛，寒胜热；辛伤皮毛，苦胜辛。

北方生寒，寒生水，水生咸，咸生肾，肾生骨髓，髓生肝。肾主耳。其在天为寒，在地为水，在体为骨，在藏为肾，在色为黑，在音为羽，在声为呻，在变动为栗，在窍为耳，在味为咸，在志为恐。恐伤肾，思胜恐；寒伤血，燥胜寒；咸伤血，甘胜咸。

【译文】

南方属夏，阳气大盛而生热，热甚则生火，火气能产生苦味，苦味能滋长心气，心气能化生血气，血气充足，则又能养脾，心气上通于舌。它的变化在天为热气，在地为火气，在人体中为血脉，在五脏为心，在五色为赤，在五音为徵，在五声为笑，在人体病变的表现为忧，在七窍中为舌，在五味中为苦，在情志中为喜。过喜能伤心，但恐惧可抑制喜；热能伤气，但寒气可抑制热；苦味能伤气，但咸味能抑制苦味。

中央属长夏，长夏生湿，湿与土气相应，土气能产生甘味，甘味能滋养脾气，脾气能滋养肌肉，肌肉丰满，则又能养肺，脾气上通于口。它的变化在天为湿气，在地为土气，在人体中为肌肉，在五脏中为脾，在五色中为黄，在五音中为宫，在五声中为歌，在人体病变的表现为干哕，在七窍中为口，在五味中为甘，在情志的变动中为思。思虑伤脾，但怒可以抑制思虑；湿气能伤肌肉，但风气可以抑制湿气；甘味能伤肌肉，但酸味能抑制甘味。

西方属秋，秋天天气劲急而生燥，燥与金气相应，金能产生辛味，辛味能滋养肺气，肺气能滋养皮毛，皮毛润泽又能养肾，肺气上通于鼻。它的变化在天为燥气，在地为金气，在人体中为皮毛，在五脏中为肺，在五色中为白，在五音中为商，在五声中为哭，在人体病变的表现为咳，在七窍中为鼻，在五味中为辛，在情志的变动中为忧。忧能伤肺，但喜可抑制忧；热能伤皮毛，但寒能抑制热；辛味伤皮毛，但苦味能抑制辛味。

北方属冬，冬天生寒，寒气与水相应，水能产生咸味，咸味能滋养肾气，肾气能滋长骨髓，骨髓充实又能养肝，肾气上通于耳。它的变化在天为寒气，在地为水，在人体中为骨髓，在五脏中为肾，在五色中为黑，在五音中为羽，在五声中为呻，在人本病变的表现为战栗，在七窍中为耳，在五味中为咸，在情志的变动中为恐。恐能伤肾，但思能够抑制恐；寒能伤血，但燥可以抑制寒；咸味能伤血，但甘味可抑制咸味。

【原文】

故曰：天地者，万物之上下也；阴阳者，血气之男女也；左右者，阴阳之道路也；水火者，阴阳之征兆也；阴阳者，万物之能始也。故曰：阴在内，阳之守也；阳在外，阴之使也。

【译文】

所以说：天地是负载万物的广宇；阴阳是化生气血，形成男女生命体的动源；左右是阴阳运行不息的道路；水性寒，火性热，是阴阳的表象；阴阳的变化，是万物生长的原始能力。再进一步说：阴阳是互相为用的，阴在内，为阳之镇守；阳在外，为阴之役使。

【原文】

帝曰：法阴阳奈何？

岐伯曰：阳胜则身热，腠理闭，喘粗为之俯仰。汗不出而热，齿干以烦冤，腹满死。能冬不能夏。阴胜则身寒，汗出，身常清，数栗而寒，寒则厥，厥则腹满死。能夏不能冬。此阴阳更胜之变，病之形能也。

【译文】

黄帝问：阴阳的法则怎样运用呢？

岐伯回答道：如阳气太过，身体就会发热，腠理紧闭，气粗喘促，呼吸困难，身体也会为之俯仰摆动。无汗发热，牙齿干燥，烦闷，如果再有腹部胀满，就是死证，这属于阳性之病，患者冬天尚能勉强支持，到夏天就不能忍受了。阴气过盛身体就会发寒而汗多，或者身体常觉冷而不时战栗发寒，甚至手足厥逆，如果再出现手足厥逆而腹部胀满，就是死证，这属于阴盛病，夏天尚能勉强支持，冬天就不能忍受了。这就是阴阳偏胜所引起的疾病的症状。

【原文】

帝曰：调此二者，奈何？

岐伯曰：能知七损八益，则二者可调；不知用此，则早衰也。年四十，而阴气自半也，起居衰矣；年五十，体重，耳目不聪明矣；年六十，阴痿，气大衰，九窍不利，下虚上实，涕泣俱出矣。故曰：知之则强，不知则老，故同出而名异耳。智者察同，愚者察异。愚者不足，智者有余。有余则耳目聪明，身体轻强，老者复壮，壮者益治。是以圣人为无为之事，乐恬惔之能，从欲快志于虚无之守，故寿命无穷，与天地终。此圣人之治身也。

天不足西北，故西北方阴也，而人右耳目不如左明也。地不满东南，故东南方阳也，而人左手足不如右强也。

【译文】

黄帝问道：那么，应该如何调和阴阳呢？

岐伯回答说：如果懂得七损八益的道理，则人的阴阳就可以调和；如果不懂得这个道理，就会发生早衰。一般，人到四十阴气已经衰减一半了，其起居动作，也渐渐衰退；到了五十，身体觉得沉重，耳目也变得不够聪明了；到了六十，阴气萎弱，肾气大衰，九窍不能通利，导致下虚上实，流鼻涕、淌眼泪等衰老的症状就会出现。所以说：知道养生的人身体就强健，不知道养生的人身体就易衰老。所以同时出生，活在世上的人，最后的结果却各不相同。聪明的人，在身体健康时就懂得养生；愚蠢的人等到身体出现状况了才知道调养。不善于养生的人常感不足，而重视调养的人精力有余。精力有余就会耳目聪明，身体轻强，即使已经年老，身体也会强壮，当然本来强壮的就会更强壮了。所以，圣人不做勉强的事情，不胡思乱想，有乐观愉快的旨趣，常使心旷神怡，保持着宁静的生活，他就能够寿命无穷，尽享天年。这是圣人保养身体的方法。

天气在西北方是不足的，所以西北方属阴，与此相对应，人右边的耳目也不及左边的聪明。地气在东南方是不满的，所以东南方属阳，与此相对应，人的左边的手足也不及右边的灵活。

【原文】

帝曰：何以然？

岐伯曰：东方阳也，阳者其精并于上，并于上则上明而下虚，故使耳目聪明而手足不便也。西方阴也，阴者其精并于下，并于下则下盛而上虚，故其耳目不聪明而手足便也。故俱感于邪，其在上则右甚，在下则左甚，此天地阴阳所不能全也，故邪居之。

【译文】

黄帝问：这是什么道理？

岐伯回答说：东方属阳，阳气的精华聚合在上部，聚合在上部就会导致上部旺盛而下部虚弱，所以会使耳目聪明而手足不灵活。西方属阴，阴气的精华聚合在下部，聚合在下部就会导致下部旺盛而上部虚弱，所以耳目不聪明而手足便利。因此，同样受了外邪，但在上部则身体的右侧较重，在下部则身体的左侧较重，这是由于天地阴阳分布不均衡，而在人身也是如此，因此邪气就乘虚滞留了。

【原文】

故天有精，地有形。天有八纪，地有五里。故能为万物之父母。清阳上天，浊阴归地。是故天地之动静，神明为之纲纪。故能以生长收藏，终而复始。惟贤人上配天以养头，下象地以养足，中傍人事以养五脏。天气通于肺，地气通于嗌，风气通于肝，雷气通于心，谷气通于脾，雨气通于肾。六经为川，肠胃为海，九窍为水注之气。以天地为之阴阳，人之汗，以天地之雨名之；人之气，以天地之疾风名之。暴气象雷，逆气象阳。故治不法天之纪，不用地之理，则灾害至矣。

故邪风之至，疾如风雨，故善治者治皮毛，其次治肌肤，其次治筋脉，其次治六腑，其次治五脏。治五脏者，半死半生也。故天之邪气，感则害人五脏；水谷之寒热，感则害于六腑；地之湿气，感则害皮肉筋脉。

【译文】

所以天有精气，地有形体。天有八节之纲纪，地有五方的布局，因此天地是万物生长的根本。无形的清阳上升于天，有形的浊阴下归于地，所以天地的运动与静止，是以阴阳的神妙变化为纲纪，而能使万物春生、夏长、秋收、冬藏，终而复始，循环不休。只有圣贤的人，懂得把人体上部的头来比天，下部的足来比地，中部的五脏来比人事以调养身体。天的轻清通于肺，地的水谷之气通于咽，风之气通于肝，雷之气通于心，谷之气通于脾，雨之气通于肾。六经如同河流，肠胃好似大海，上下九窍好像水流。如以天地来比类人体的阴阳，则阳气发泄的汗，就如同天地间的雨；人体的阳气，就如同天地间的疾风。人的暴怒之气，犹如天上的雷霆；逆上之气，如同阳热的火。所以调养身体而不取法于自然，疾病就要发生了。

外感邪风伤害人体，迅猛如疾风暴雨，所以善于治病的医生，于邪在皮毛时，就给予治疗；技术较差的，等病邪到了肌肤才治疗；更差的，等病邪到了筋脉才治疗；再差，等病邪到了六腑才治疗；最差的，邪到了五脏才治疗。假如病邪进入五脏，治愈的希望也就只有一半了。所以自然界中的邪气，侵袭了人体就能伤害五脏；饮食的或寒或热，感受了会损害人的六腑；地的湿气，感受了就会损害皮肉筋脉。

【原文】

故善用针者，从阴引阳，从阳引阴。以右治左，以左治右。以我知彼，以表知里，以观过与不及之理。见微得过，用之不殆。

善诊者，察色按脉，先别阴阳。审清浊，而知部分；视喘息，听音声，而知所苦；观权衡规矩，而知病所主；按尺寸，观浮沉滑涩，而知病所生。以治无过，以诊则不失矣。

【译文】

所以善于运用针刺的人，病在阳，从阴以诱导之，病在阴，从阳以诱导之。取右边以治疗左边的病，取左边以治疗右边的病，以自己的正常状态来比较病人的异常状态，以在表的症状了解在里的病变，并且判断太过或不及。观察病人细微变化便知病邪之所在，就不致使病情发展到危险的地步了。

善于诊治的医生，通过诊察病人的面色和脉搏，先分辨疾病属阴属阳；审察五色的清浊，而知道病的部位；观察呼吸，听病人发出的声音，可以得知所患疾病的痛苦；诊察四时色脉的正常是否，来分析是何脏何腑的病；诊察寸口的脉，从它的浮、沉、滑、涩来了解疾病所产生的原因。这样，在诊断上就不会有差错，治疗也不会有过失了。

【原文】

故曰：病之始起也，可刺而已；其盛，可待衰而已。故因其轻而扬之，因其重而减之，因其衰而彰之。形不足者，温之以气；精不足者，补之以味。其高者，因而越之；其下者，引而竭之；中满者，泻之于内；其有邪者，渍形以为汗；其在皮者，汗而发之；其慓悍者，按而收之；其实者，散而泻之。审其阴阳，以别柔刚。阳病治阴，阴病治阳。定其血气，各守其乡，血实宜决之，气虚宜掣引之。

【译文】

所以说：病在初起时，可用刺法而愈；如果病势正盛，则须待其稍微衰退再治疗。所以病轻的，使用发散轻扬之法；病重的，使用消减之法；其气血衰弱的，应用补益之法。形体虚弱的，当以温补其气；精气不足的，当以厚味之品来补。如病在上，可用吐法；病在下，可用疏导法；病在中为胀满的，可用泻下法；其邪在外表，可用汤药浸渍以使出汗；邪在皮肤，可用发汗，使其外泄；病势过急的，可用按得其状，以制伏之；实证，则用散法或泻法。观察病在阴在阳，以辨别它的刚柔，阳病应当治阴，阴病应当治阳；确定病邪在气在血，防止其血病再伤及气，气病再伤及血，所以血实应该用泻血法，气虚应该用升补法。

阴阳离合论篇

【原文】

黄帝问曰：余闻天为阳，地为阴，日为阳，月为阴，大小月三百六十日成一岁，人亦应之。今三阴三阳，不应阴阳，其故何也？

岐伯对曰：阴阳者，数之可十，推之可百，数之可千，推之可万，万之大不可胜数，然其要一也。

天覆地载，万物方生，未出地者，命曰阴处，名曰阴中之阴；则出地者，命曰阴中之阳。阳予之正，阴为之主。故生因春，长因夏，收因秋，藏因冬，失常则天地四塞。阴阳之变，其在人者，亦数之可数。

【译文】

黄帝问道：我听说天属阳，地属阴，日属阳，月属阴，大月和小月合起来三百六十天而成为一年，人体也与此相应。如今听说人身的三阴三阳，和天地阴阳之数不相符合，这是什么道理？

岐伯回答道：天地阴阳的范围非常广泛，可以由十到百，由百到千，由千到万，再演绎下去，甚至是数不尽的，然而其总的原则仍不外乎阴阳的对立统一。

天覆盖于上，地承载于下，万物初生，未长出地面的时候，叫作居于阴处，称之为阴中之阴；若已长出地面的，就叫作阴中之阳。有阳气，万物才能生长，有阴气，万物才能成形。所以万物的发生，因于春气的温暖，万物的生长，因于夏气的炎热，万物的收成，因于秋气的清凉，万物的闭藏，因于冬气的寒冷。如果生长收藏的变化失常，万物就不能发生成长。这种阴阳变化的道理，在人身来说，也是有一定的规律，并且可以推测而知的。

【原文】

帝曰：愿闻三阴三阳之离合也。

岐伯曰：圣人南面而立，前曰广明，后曰太冲，太冲之地，名曰少阴，少阴之上，名曰太阳，太阳根起于至阴，结于命门，名曰阴中之阳。中身而上，名曰广明，广明之下，名曰太阴，太阴之前，名曰阳明，阳明根起于厉兑，名曰阴中之阳。厥阴之表，名曰少阳，少阳根起于窍明，名曰阴中之少阳。是故三阳之离合也，太阳为开，阳明为阖，少阳为枢。三经者，不得相失也，搏而勿浮，命曰一阳。

【译文】

黄帝说：希望听你讲讲三阴三阳的离合情况。

岐伯道：圣人面对南方站立，前方名叫广明，后方名叫太冲，太冲所起的地方，叫作少阴，在少阴经上面的经脉，名叫太阳，太阳经的下端起于足小趾外侧的至阴穴，其上端结于晴明穴，因太阳为少阴之表，故称为阴中之阳。再以人身上下而言，上半身属于阳，称为广明，广明之下称为太阴，太阴前面的经脉，名叫阳明，阳明经的下端起于足大趾侧次趾之端的厉兑穴，因阴阳是太阴之表，故称为阴中之阳。厥阴为里，少阳为表，少阳经下端起于窍阴穴，因少阳居厥阴之表，故称为阴中之少阳。因此，三阳经的离合情况是，太阳主表为开（注：原文有误，此处应为"关"），阳明主里为阖，少阳介于表里之间为枢。然而，这三者之间，不能失去联系，脉象波动有力而不虚浮，所以合起来称为一阳。

【原文】

帝曰：愿闻三阴。

岐伯曰：外者为阳，内者为阴，然则中为阴，其冲在下，名曰太阴，太阴根起于隐白，名曰阴中之阴。太阴之后，名曰少阴，少阴根起于涌泉，名曰阴中之少阴。少阴之前，名曰厥阴，厥阴根起于大敦，阴之绝阳，名曰阴之绝阴。是故三阴之离合也，太阴为开，厥阴为阖，少阴为枢。三经者，不得相失也，搏而勿沉，名曰一阴。阴阳𫘝𫘝，积传为一周，气里形表而为相成也。

【译文】

黄帝说：希望听你讲讲三阴的离合情况。

岐伯说：在外的为阳，在内的为阴，所以在里的经脉称为阴经，行于少阴前的称为太阴，太阴经的根起于足大趾之端的隐白穴，称为阴中之阴。太阴的后面，称为少阴，少阴经的根起于足心的涌泉穴，称为阴中之少阴。少阴的前面，称为厥阴，厥阴经起于足大趾之端的大敦穴，由于两阴相合而无阳，厥阴又位于最里，所以称为阴之绝阴。因此，三阴经的离合，分开来说，太阴为三阴之表为开（注：原文有误，此处应为"关"），厥阴为主阴之里为阖，少阴位于太、厥表里之间为枢。然而，这三者之间不能失去联系，脉象搏动有力而不过沉，所以合起来称为一阴。阴阳之气运行不息，递相传注于全身，气运于里，形立于表，协同完成人体的生命活动。

阴阳别论篇

【原文】

黄帝问曰：人有四经十二从，何谓？

岐伯对曰：四经应四时，十二从应十二月，十二月应十二脉。

【译文】

黄帝问道：人有四经十二从，这是什么意思？

岐伯回答：四经，是指肝心肺肾及其与四时相应的正常脉象；十二从，是指与十二个月相应顺次运行的十二经脉。

【原文】

脉有阴阳，知阳者知阴，知阴者知阳。凡阳有五，五五二十五阳。所谓阴者，真脏也。见则为败，败必死也。所谓阳者，胃脘之阳也。别于阳者，知病处也；别于阴者，知死生之期。三阳在头，三阴在手，所谓一也。别于阳者，知病忌时；别于阴者，知死生之期。谨熟阴阳，无与众谋。

【译文】

脉有阴脉和阳脉，知道什么是阳脉，就能了解什么是阴脉；知道什么是阴脉，就能了解什么是阳脉。阳脉有五种，五时各有五脏的阳脉，所以五时配合五脏，则为二十五种阳脉。所谓阴脉，就是脉没有胃气，称为真脏脉象。真脏脉是胃气已经败坏的象征，败象已见，就可以断其必死。所谓阳脉，就是指有胃气之脉。辨别阳脉的情况，就可以知道病变的所在；辨别真脏脉的情况，就可以知道死亡的时期。三阳经脉的诊察部位在颈部的人迎穴，三阴经脉的诊察部位在手鱼际之后的寸口。一般在健康状态之下，人迎与寸口的脉象是一致的。辨别属阳的胃脉，能知道时令气候和疾病的宜忌；辨别属阴的真脏脉，能知道病人的死生时期。临证时应谨慎而熟练地辨别阴脉与阳脉，就无需与众人商议而疑惑不决了。

【原文】

所谓阴阳者，去者为阴，至者为阳；静者为阴，动者为阳；迟者为阴，数者为阳。凡持真脉之脏脉者，肝至悬绝急，十八日死；心至悬绝，九日死；肺至悬绝，十二日死；肾至悬绝，七日死；脾至悬绝，四日死。

曰：二阳之病，发心脾，有不得隐曲，女子不月；其传为风消，其传为息贲者，死不治。

曰：三阳为病，发寒热，下为痈肿，及为痿厥腨㾓。其传为索泽，其传为㿉疝。

曰：一阳发病，少气善咳善泄，其传为心掣，其传为隔。

二阳一阴发病，主惊骇背痛，善噫善欠，名曰风厥。二阴一阳发病，善胀心满善气。三阳三阴发病，为偏枯、痿易、四支不举。

【译文】

所谓脉象的阴阳，脉去为阴，脉来为阳；脉静为阴，脉动为阳；脉迟为阴，脉数为阳。凡诊得无胃气的真脏脉，肝脉的形象与其他各脏之脉悬殊极大，或者来得弦急而硬，十八天就会死；心脉的形象与其他各脏之脉悬殊极大，九天就会死；肺脉的形象与其他各脏之脉悬殊极大，十二天就会死；肾脉的形象与其他各脏之脉悬殊极大，七天就会死；脾脉的形象与其他各脏之脉悬殊极大，四天就会死。

一般来讲：胃肠有病，可以影响心脾，病人往往有难以告人的隐情，如果是女子就会经闭。若病久传变，或者形体逐渐消瘦，成为"风消"，或者呼吸短促，气息上逆，成为息贲证，就不可治疗了。

一般来讲：太阳经发病，多有寒热之症，或者下部发生痈肿，或者两足痿弱无力而逆冷，腿肚酸痛。若病久传化，或为皮肤干燥而不润泽，或变为颓疝。

一般来讲：少阳经发病，经常气虚不足，或易患咳嗽，或易患泄泻。若病久传变，或为心虚掣痛，或为饮食不下，阻塞不通的隔证。

阳明与厥阴发病，其主要病状为惊骇、背痛，常常嗳气、哈欠，名曰风厥。少阴和少阳发病，腹部作胀，心下满闷，时欲叹气。太阳和太阴发病，则为半身不遂的偏枯证，或者变易常用而萎弱无力，或者四肢不能举动。

【原文】

鼓一阳曰钩，鼓一阴曰毛，鼓阳胜急曰弦，鼓阳至而绝曰石，阴阳相过曰溜。

阴争于内，阳扰于外，魄汗未藏，四逆而起，起则熏肺，使人喘鸣。阴之所生，和本曰和。是故刚与刚，阳气破散，阴气乃消亡。淖则刚柔不和，经气乃绝。

【译文】

脉搏鼓动于指下，来时有力，如按弓弦，叫钩脉（注：原文有误，此处应为"弦脉"）；稍无力，来时轻虚而浮，叫毛脉；来时有力，去时力衰，叫弦脉（注：原文有误，此处应为"钩脉"）；有力而必须重按，轻按不足，叫石脉；既非无力，又不过于有力，一来一去，脉象和缓，流通平顺，叫滑脉。

阴阳失去平衡，阴气争胜于内，阳气扰乱于外，汗出不止，四肢厥冷，下厥上逆，浮阳熏肺，发生喘鸣。阴之所以能生化，是以阴阳的平衡为本。如果以刚与刚，则阳气破散，阴气亦必随之消亡；倘若阴气独盛，则寒湿偏胜，亦为刚柔不和，经脉气血亦致败绝。

【原文】

死阴之属，不过三日而死；生阳之属，不过四日而已。所谓生阳死阴者，肝之心谓之生阳，心之肺谓之死阴，肺之肾谓之重阴，肾之脾谓之辟阴，死不治。

结阳者，肿四支。结阴者，便血一升，再结二升，三结三升。阴阳结斜，多阴少阳，曰石水，少腹肿；二阳结，谓之消；三阳结，谓之隔；三阴结，谓之水；一阴一阳结，谓之喉痹。

【译文】

属于死阴的病，不过三天就会死；属于生阳的病，不过四天就会痊愈。所谓的生阳死阴是指：肝病传心，为木生火，得其生气，叫作生阳；心病传肺，为火克金，金被火消亡，叫作死阴；肺病传肾，以饮传阴，无阳之候，叫作重阴；肾病传脾，水反侮土，叫作辟阴，是不治的死证。

邪气都结于阳经，四肢就会水肿；邪气都结于阴经，就会大便下血，初结一升，再结二升，三结三升；阴经阳经都有邪气都结，而偏重于阴经方面的，就会发生"石水"病，少腹肿胀；邪气都结于足阳明胃和手阳明大肠这二阳经，则肠胃俱热，多为消渴证；邪气都结于足太阳膀胱和手太阳小肠这三阴阳，则多为上下不通的隔证；邪气都结于三阴足太阴脾和手太阴肺这三阴经，多为水肿膨胀的病；邪气都结于厥阴和少阳这一阴一阳经，多患喉痹。

【原文】

阴搏阳，别谓之有子。阴阳虚，肠澼死。阳加于阴，谓之汗。阴虚阳搏，谓之崩。三阴俱搏，二十日夜半，死。二阴俱搏，十三日夕时，死。一阴俱搏，十日，死。三阳俱搏且鼓，三日，死。三阴三阳俱搏，心腹满，发尽，不得隐曲，五日，死。二阳俱搏，其病温，死不治，不过十日，死。

【译文】

　　阴脉搏动有力，与阳脉有明显的差别，这是怀孕的征兆；阴阳脉俱虚而患痢疾的，是为死证；阳脉加倍于阴脉，当有汗出，阴脉虚而阳脉搏击，火迫血行，在妇人为血崩。肺脾三阴之脉，俱搏击于指下，大约到二十天半夜时死亡；心肾二阴之脉俱搏击于指下，大约到十三天傍晚时死亡；心包肝一阴之脉俱搏击于指下，大约十天死亡。膀胱小肠三阳之脉俱搏击于指下，而鼓动过甚的，三天就要死亡；三阴三阳之脉俱搏，心腹胀满，阴阳之气发泄已尽，大小便不通，则五天死亡。胃大肠二阳之脉俱搏击于指下，患有温病的，无法治疗，不过十日就要死了。

灵兰秘典论篇

【原文】

黄帝问曰：愿闻十二脏之相使，贵贱何如？

岐伯对曰：悉乎哉问也！请遂言之。心者，君主之官也，神明出焉。肺者，相傅之官，治节出焉。肝者，将军之官，谋虑出焉。胆者，中正之官，决断出焉。膻中者，臣使之官，喜乐出焉。脾胃者，仓廪之官，五味出焉。大肠者，传道之官，变化出焉。小肠者，受盛之官，化物出焉。肾者，作强之官，伎巧出焉。三焦者，决渎之官，水道出焉。膀胱者，州都之官，津液藏焉，气化则能出矣。凡此十二官者，不得相失也。故主明则下安，以此养生则寿，殁世不殆，以为天下则大昌。主不明则十二官危，使道闭塞而不通，形乃大伤，以此养生则殃，以为天下者，其宗大危，戒之戒之！

【译文】

黄帝问道：希望听你谈一下人体十二个器官的责任分工，它们之间有无高低贵贱之分呢？

岐伯回答道：问得真详细呀！那就让我来说说吧。心，是君主之官，人的精神意识思维活动就是由这里产生的。肺，是宰相之官，主一身之气而调节全身的活动。肝，为将军之官，谋略由此而出。胆，为中正之官，具有决断的能力。膻中，是臣使之官，心志的喜乐，靠它传递出来。脾和胃，是仓廪之官，五味的阴阳靠它们的作用而得以消化、吸收和运输。大肠，是传导之官，它能传送食物的糟粕，使其变化为粪便排出体外。小肠，是受盛之官，它承受胃中下行的食物而进一步分化清浊。肾，是作强之官，它能够使人发挥强力而产生各种技巧。三焦，是决渎之官，它能够通行水道。膀胱是州都之官，蓄藏津液，通过气化作用，方能排除尿液。以上这十二官，其作用应该协调而不能相互脱节。所以君主如果明智顺达，则下属也会安定正常，用这样的道理来养生，就可以使人长寿，终生不会发生危险；用来治理天下，就会使国家昌盛繁荣。君主如果不明智顺达，那么，包括其本身在内的十二官就都要发生危险，各器官发挥正常作用的途径闭塞不通，形体就要受到严重伤害。在这种情况下，谈养生续命是不可能的，只会招致灾殃，缩短寿命。如果君主这样治理天下，那政权就危险难保了，千万要警惕呀！

【原文】

至道在微，变化无穷，孰知其原？窘乎哉！消者瞿瞿，孰知其要？闵闵之当，孰者为良？恍惚之数，生于毫氂，毫氂之数，起于度量，千之万之，可以益大，谁之大之，其形乃制。

【译文】

医学的道理是微妙难测的，变化没有穷尽，谁能清楚地知道它的本源呢？困难得很呀！日渐消瘦的人虽感到惊疑，但谁知道其中的原因？为自己的身体感到担忧，谁知道如何才好？那似有若无的数量，是产生于毫厘甚至更小的度量，只不过把它们千万倍地积累扩大，扩大到一定的程度，它的形状就明显了。

【原文】

黄帝曰：善哉！余闻精光之道，大圣之业。而宣明大道，非斋戒择吉日，不敢受也。

黄帝乃择吉日良兆，而藏灵兰之室，以传保焉。

【译文】

黄帝说：说得好！我听到了精纯明白的道理和圣人的事业，对于这宣畅明白的宏大理论，如果不诚心诚意地选择吉祥的日子，是不敢接受的。

黄帝于是选择了良辰吉日，把这些著作珍藏在灵台兰室，保存起来，以便流传后世。

六节脏象论篇

【原文】

黄帝问曰：余闻天以六六之节，以成一岁，地以九九制会，计人亦有三百六十五节以为天地，久矣。不知其所谓也？

岐伯对曰：昭乎哉问也！请遂言之。夫六六之节，九九制会者，所以正天之度，气之数也。天度者，所以制日月之行也，气数者，所以纪化生之用也。天为阳，地为阴，日为阳，月为阴，行有分纪，周有道理。日行一度，月行十三度而有奇焉。故大小月三百六十五日而成岁，积气余而盈闰矣。立端于始，表正于中，推余于终，而天度毕矣。

【译文】

黄帝问道：我听说天是以六个甲子构成一年，地气是以九九极数的变化来配合天道的准度，而人也有三百六十五节，与天地之数相合，这些说法我已听到很久了，但不知道究竟是什么道理？

岐伯答道：问题问得很高明啊！那就请让我谈谈看法。六六之节和九九之法，是用来确定天度和气数的。天度，是计算日月行程的。气数，是标志万物化生之用的。天属阳，地属阴，日属阳，月属阴。它们的运行有一定的部位和秩序，其环周也有一定的道路。每一昼夜，日行一度，月行十三度有余，所以大月、小月合起来三百六十五天成一年，由于节气有盈余，于是产生了闰月。那应该如何计算呢？先确定一年节气的开始，用圭表的日影以推正中气的时间，随着日月的运行而推算节气的盈余，直到岁尾，这样，天度就可以计算出来了。

【原文】

帝曰：余已闻天度矣，愿闻气数，何以合之？

岐伯曰：天以六六为节，地以九九制会。天有十日，日六竟而周甲，甲六复而终岁，三百六十日法也。夫自古通天者，生之本，本于阴阳。其气九州、九窍，皆通乎天气，故其生五，其气三。三而成天，三而成地，三而成人。三而三之，合则为九，九分为九野，九野为九脏。故形脏四，神脏五，合为九脏以应之也。

【译文】

黄帝问：我已经听到了天度的道理，还想知道气数是如何与天度配合的？

岐伯回答：天以六六之数为节制，地则以九九之数配合天道的准度。天有十干，代表十日，十干循环六次而成一个周甲，周甲重复六次而一年终了，这是三百六十日的计算方法。自古以来，都以通于天气而为生命的根本，而这个根本就在于天之阴阳。地的九州，人的九窍，都与天气相通，天衍生五行，而阴阳又依盛衰消长而各分为三。三气合而成天，三气合而成地，三气合而成人，三三而合成九气，在地分为九野，在人分为九脏，即四个形脏，五个神脏，合而为九脏，以与天的六六之数相应。

【原文】

帝曰：余已闻六六九九之会也，夫子言积气盈闰，愿闻何谓气？请夫子发蒙解惑焉！

岐伯曰：此上帝所秘，先师传之也。

帝曰：请遂闻之。

岐伯曰：五日谓之候，三候谓之气；六气谓之时，四时谓之岁。而各从其主治焉。五运相袭，而皆治之；终期之日，周而复始。时立气布，如环无端，候亦同法。故曰：不知年之所加，气之盛衰，虚实之所起，不可以为工矣。

【译文】

黄帝说：我已经明白了六六九九相通的道理，夫子说气的盈余积累成为闰月，那什么叫作气呢？请夫子启发我的蒙昧，解释我的疑惑！

岐伯道：这是上古帝王秘而不宣的理论，由先师传授给我的。

黄帝说：希望讲给我听。

岐伯道：五天为一候，三候为一个节气，六个节气为一时，四时为一年。治病就应该顺从其当旺之气。五行随时间的变化而相互承袭，各有当旺之时；到一年终结时，再从头开始循环。一年分立四时，四时分布节气，逐步推移，如圆环而无端，节气中再分候，也是这样推移下去。所以说，不知当旺之气的加临，不知气的盛衰，不知气之虚实的起因等情况，就不能做医生。

【原文】

帝曰：五运终始，如环无端，其太过不及何如？

岐伯曰：五气更立，各有所胜，盛虚之变，此其常也。

帝曰：平气何如？

岐伯曰：无过者也。

帝曰：太过不及奈何？

岐伯曰：在经有也。

帝曰：何谓所胜？

岐伯曰：春胜长夏，长夏胜冬，冬胜夏，夏胜秋，秋胜春。所谓得五行时之胜，各以其气命其脏。

【译文】

黄帝问：五行的推移，周而复始，如环无端，它的太过与不及是如何的呢？

岐伯回答：五行之气更迭主时，互有所胜，从而有盛衰的变化，这是正常的现象。

黄帝问：平气是怎样的呢？

岐伯道：这是没有太过和不及。

黄帝说：太过和不及的情况怎样呢？

岐伯说：这些情况在经书中已有记载。

黄帝问：什么叫作所胜？

岐伯道：春胜长夏，长夏胜冬，冬胜夏，夏胜秋，秋胜春，这就是时令根据五行规律而互相胜负的情况。同时，用时令之气来命名各脏腑。

【原文】

帝曰：何以知其胜？

岐伯曰：求其至也，皆归始春。未至而至，此谓太过。则薄所不胜，而乘所胜也，命曰气淫。至而不至，此谓不及。则所胜妄行，而所生受病，所不胜薄之也，命曰气迫。所谓求其至者，气至之时也，谨候其时，气可与期。失时反候，五治不分，邪僻内生，工不能禁也。

【译文】

黄帝问：如何知道它们之间的相胜情况呢？

岐伯道：推求脏气到来的时间，通常从立春开始。如果时令未到而脏气先期来到，就称为太过。太过就会侵犯其所不胜之气，欺凌其所胜之气，这就叫作气淫。时令已到而脏气未到，称为不及。气不及，则其所胜之气就会因缺乏制约而妄行，其所生之气因缺乏资助而困弱，其所不胜则更会加以侵迫，这就叫作气迫。所谓求其至，就是在脏气到的时候，谨慎地观察其是否与时令相应合。如果脏气与时令不合，且与五行对应的关系也分辨不出，就表明内里邪气已经生成，连医生也不能控制了。

【原文】

帝曰：有不袭乎？

岐伯曰：苍天之气，不得无常也。气之不袭，是谓非常，非常则变矣。

帝曰：非常而变，奈何？

岐伯曰：变至则病。所胜则微，所不胜则甚。因而重感于邪则死矣。故非其时则微，当其时则甚也。

【译文】

黄帝问：五行之气有不相承袭的吗？

岐伯道：自然界的气行不能没有规律，如果五行之气不按规律依次相承，就是反常的现象，反常就会变而为害。

黄帝问：反常变而为害，又是怎样呢？

岐伯道：反常而变就会使人生病，如果为当旺之气之所胜，其病就会轻微，如为当旺之气之所不胜，则其病深重，而若同时感受其他邪气，就会造成死亡。如果五行之气反常，不在其所克制的某气当旺之时令，病就轻微，若恰在其所克制的某气当旺之时令发病，病就沉重了。

【原文】

帝曰：善！余闻气合而有形，因变以正名，天地之运，阴阳之化，其于万物，孰少孰多，可得闻乎？

岐伯曰：悉乎哉问也！天至广不可度，地至大不可量，大神灵问，请陈其方。草生五色，五色之变，不可胜视；草生五味，五味之美，不可胜极。嗜欲不同，各有所通。天食人以五气，地食人以五味。五气入鼻，藏于心肺，上使五色修明，音声能彰；五味入口，藏于肠胃，味有所藏，以养五气。气和而生，津液相成，神乃自生。

【译文】

黄帝道：说得太好了！我听说天地之气和合而形成万物的形体，又根据不同的形态变化来确定万物的名称。天地的气运，阴阳的变化，它们对于万物的生成，就其作用而言，哪个多，哪个少，可以听你讲一讲吗？

岐伯道：你问得实在太详细了！天非常广阔，不容易测度；地极其博大，也很难计量，像您这样伟大神明的圣主既然发问，就让我讲讲其中的道理吧。草木显现五色，而五色的变化，是看不尽的；草木产生五味，而五味的醇美，是尝不完的。人们对色味的嗜欲是不同的。天供给人们五气，地供给人们五味。五气由鼻吸入，贮藏于心肺，其气上升，使面部五色明润，声音洪亮。五味由口入，贮藏于肠胃，经消化吸收，五味精微内注五脏以养五脏之气。五气和谐，就有生机，再加上津液的作用，神气也就会旺盛起来。

【原文】

帝曰：脏象何如？

岐伯曰：心者，生之本，神之处也；其华在面，其充在血脉，为阳中之太阳，通于夏气。肺者，气之本，魄之处也；其华在毛，其充在皮，为阳中之太阴，通于秋气。肾者，主蛰，封藏之本，精之处也；其华在发，其充在骨，为阴中之太阴，通于冬气。肝者，罢极之本，魂之居也；其华在爪，其充在筋，以生血气，其味酸，其色苍，此为阴中之少阳，通于春气。脾者，仓廪之本，营之居也；其华在唇四白，其充在肌，此至阴之类，通于土气。胃、大肠、小肠、三焦、膀胱，名曰器，能化糟粕，转味而入出者也。凡十一脏取决于胆也。

【译文】

黄帝问：脏象又是怎样的呢？

岐伯道：心，是生命的根本，智慧所居之处，其荣华表现在面部，其功用是充实血脉，为阳中的太阳，与夏气相通。肺是气的根本，为魄所居之处，其荣华表现在毫毛，其充养的组织在皮肤，是阳中的太阴，与秋气相通。肾主蛰伏，是封藏经气的根本，为精所居之处，其荣华表现在头发，其充养的组织在骨，为阴中之少阴，与冬气相通。肝，是罢极之本，为魂所居之处，其荣华表现在爪甲，其充养的组织在筋，可以生养血气，其味酸，其色苍青，为阴中之少阳，与春气相通。脾，是仓廪之本，为营气所居之处，其荣华表现在口唇四周，其功用是充实肌肉，属于至阴一类，与长夏土气相应。胃、大肠、小肠、三焦、膀胱，称为器，它们能排泄水谷的糟粕，管理饮食五味的转化、吸收和排泄。以上十一脏功能的发挥，都取决于胆的功能正常。

【原文】

故人迎一盛，病在少阳，二盛病在太阳，三盛病在阳明，四盛已上为格阳。寸口一盛，病在厥阴，二盛病在少阴，三盛病在太阴，四盛已上为关阴。人迎与寸口俱盛四倍已上为关格，关格之脉赢，不能极于天地之精气，则死矣。

【译文】

所以人迎脉大于平时一倍，病在少阳；大两倍，病在太阳；大三倍，病在阳明；大四倍以上，为阳气太过，阴无以通，是为格阳。寸口脉大于平时一倍，病在厥阴；大两倍，病在少阴；大三倍，病在太阴；大四倍以上，为阴气太过，阳无以交，是为关阴。若人迎脉与寸口脉俱大于常时四倍以上，为阴阳气俱盛，不得相荣，是为关格。关格之脉盈盛太过，标志着阴阳极亢，不再能够吸收天地之精气，必定会死亡。

五脏生成篇

【原文】

　　心之合脉也，其荣色也，其主肾也。肺之合皮也，其荣毛也，其主心也。肝之合筋也，其荣爪也，其主肺也。脾之合肉也，其荣唇也，其主肝也。肾之合骨也，其荣发也，其主脾也。

　　是故多食咸，则脉凝泣而变色；多食苦，则皮槁而毛拔；多食辛，则筋急而爪枯；多食酸，则肉胝䐜而唇揭；多食甘，则骨痛而发落，此五味之所伤也。故心欲苦，肺欲辛，肝欲酸，脾欲甘，肾欲咸，此五味之所合也。

【译文】

　　心脏的外合是血脉，它在人体的外表体现在面部的色泽，由肾来制约。肺脏的外合是皮，它在人体的外表体现于毛，由心来制约。肝脏的外合是筋，它在人体的外表体现在手和指甲上，由肺来制约。脾脏的外合是肉，它在人体外表体现于唇，由肝来制约。肾脏的外合是骨，它在人体的外表体现于头发，由脾来制约。

　　因此，过食咸味就会使血脉凝塞不畅，颜面色泽发生变化。过食苦味就会使皮肤枯槁而毫毛脱落。过食辛味就会使筋脉劲急而爪甲枯干。过食酸味就会使肌肉粗厚而口唇皱缩。过食甘味就会使骨骼疼痛而头发脱落。这是偏食五味所造成的伤害。所以心喜苦味，肺喜辛味，肝喜酸味，脾喜甘味，肾喜咸味，这是五味分别与五脏之气相合的对应关系。

【原文】

五脏之气，故色见青如草兹者死，黄如枳实者死，黑如炲者死，赤如衃血者死，白如枯骨者死，此五色之见死也。

青如翠羽者生，赤如鸡冠者生，黄如蟹腹者生，白如豕膏者生，黑如乌羽者生，此五色之见生也。生于心，如以缟裹朱；生于肺，如以缟裹红；生于肝，如以缟裹绀；生于脾，如以缟裹栝楼实；生于肾，如以缟裹紫。此五脏所生之外荣也。

【译文】

五脏外荣于面上的气色，出现青如死草、枯暗无华的，为死证；出现黄如枳实的，为死证；出现黑如烟灰的，为死证；出现红如凝血的，为死证；出现白如枯骨的，为死证。这是五色中表现为死证的情况。

面色青如翠鸟的羽毛，主生；红如鸡冠的，主生；黄如蟹腹的，主生；白如猪脂的，主生；黑如乌鸦毛的，主生。这是五色中表现有生机良好的情况。心有生机，面色就像细白的薄绢裹着朱砂；肺有生机，面色就像细白的薄绢裹着粉红色的丝绸；肝有生机，面色就像细白的薄绢裹着绀色的丝绸；脾有生机，面色就像细白的薄绢裹着栝楼实；肾有生机，面色就像细白的薄绢裹着紫色的丝绸。这些是五脏有生气的表现。

【原文】

色味当五脏。白当肺、辛，赤当心、苦，青当肝、酸，黄当脾、甘，黑当肾、咸。故白当皮，赤当脉，青当筋，黄当肉，黑当骨。

【译文】

五色、五味与五脏相对应：白色合于肺脏和辛味，赤色合于心脏和苦味，青色合于肝脏和酸味，黄色合于脾脏和甘味，黑色合于肾脏和咸味。所以白色合于皮，赤色合于脉，青色合于筋，黄色合于肉，黑色合于骨。

【原文】

诸脉者皆属于目，诸髓者皆属于脑，诸筋者皆属于节，诸血者皆属于心，诸气者皆属于肺。此四支八谿之朝夕也。

故人卧血归于肝。目受血而能视，足受血而能步，掌受血而能握，指受血而能摄。卧出而风吹之，血凝于肤者为痹，凝于脉者为泣，凝于足者为厥。此三者，血行而不得反其空，故为痹厥也。人有大谷十二分，小谿三百五十四名，少十二俞。此皆卫气之所留止，邪气之所客也，针石缘而去之。

【译文】

人体的各条脉络都上注于目，全部的精髓都注于脑，全部的筋都注于骨节，全部的血液都注于心，全部的气都注于肺。同时，气血向四肢八谿的部位运行就像潮水周而复始。

所以当人在睡眠时血归藏于肝，肝血濡养于目就能视物；足得血之濡养就能行走；手掌得血濡养就能握物；手指得血濡养就能拿取。如果刚刚睡醒就外出受风，血液的循环就要凝滞，凝于肌肤的，发生痹证；凝于经脉的，发生气血运行的滞涩；凝于足部的，该部发生厥冷。这三种情况，都是由于气血运行不能返回组织间隙的孔穴之处，所以造成痹厥等病。全身有大谷十二处，小谿三百五十四处，那十二脏腑各自的腧穴还不在其内。这些都是卫气留止的地方，也是邪气客居的所在，如果受了邪气的侵袭，可循着这些部位施以针石去除。

【原文】

诊病之始，五决为纪。欲知其始，先建其母。所谓五决者，五脉也。

是以头痛巅疾，下虚上实，过在足少阴、巨阳，甚则入肾。徇蒙招尤，目冥耳聋，下实上虚，过在足少阳、厥阴，甚则入肝。腹满䐜胀，支膈胠胁，下厥上冒，过在足太阴、阳明。咳嗽上气，厥在胸中，过在手阳明、太阴，甚则入肺。心烦头痛，病在膈中，过在手巨阳、少阴，甚则入心。

【译文】

开始诊病时，应当以五决为纲纪。想要了解疾病从哪脏发生，必先考察那一脏脉的胃气如何。这里所说的五决，其实就是五脏之脉。

所以头痛等头部疾患，属于下虚上实，病变在足少阴和足太阳经，如病势加剧，可内传于肾。头晕眼花，身体摇动，目暗耳聋，属下实上虚的，病变在足少阳和足厥阴经，病甚的，可内传于肝。腹满䐜胀，支持胸膈协助，下部厥冷上体眩晕，病变在足太阴和足阳明经。咳嗽气喘，气机逆乱于胸中，病变在手阳明和手太阳经，如病势加剧，就会传入肺。心烦头痛，胸膈不适的，病变在手太阳和手少阴经，如病势加剧，就会传入心脏。

【原文】

夫脉之小大滑涩浮沉，可以指别；五脏之象，可以类推；五脏相音，可以意识；五色微诊，可以目察。能合脉色，可以万全。赤，脉之至也，喘而坚，诊曰有积气在中，时害于食，名曰心痹，得之外疾，思虑而心虚，故邪从之。白，脉之至也，喘而浮，上虚下实，惊，有积气在胸中，喘而虚，名曰肺痹，寒热，得之醉而使内也。青，脉之至也，长而左右弹，有积气在心下支胠，名曰肝痹，得之寒湿，与疝同法，腰痛足清头痛。黄，脉之至也，大而虚，有积气在腹中，有厥气，名曰厥疝，女子同法，得之疾使四支，汗出当风。黑，脉之至也，下坚而大，有积气在小腹与阴，名曰肾痹，得之沐浴清水而卧。

凡相五色，面黄目青，面黄目赤，面黄目白，面黄目黑者，皆不死也。面青目赤，面赤目白，面青目黑，面黑目白，面赤目青，皆死也。

【译文】

脉象的小、大、滑、涩、浮、沉等，可以通过手指鉴别出来；五脏的气象，可以从比类中去推求；五脏各自的声音，可以凭意会而识别；五色的微小变化，可以用眼睛来观察。诊病时，如能将色、脉两者合在一起进行分析，就可以万无一失了。外现赤色，脉来急疾而坚实的，可诊为邪气积聚于中脘，常表现为妨害饮食，病名叫作心痹。这种病得之于外邪的侵袭，是由于思虑过度以致心气虚弱，邪气才随之而入的。外现白色，脉来急疾而浮，这是上虚下实，故常出现惊骇，病邪积聚于胸中，迫肺而作喘，但肺气本身是虚弱的，这种病的病名叫作肺痹，它有时发寒热，常因醉后行房而诱发。青色外现，脉来长而左右搏击手指，这是病邪积聚于心下，支撑两胁，这种病的病名叫作肝痹，多因受寒湿而得，与疝的病理相同，它的症状有腰痛、足冷、头痛等。如脸上出现黄色，同时脉象虚大，这是病邪积聚于腹中，自觉有逆气，病名叫厥疝，女子同样也有这种状况，多由于四肢过劳，出汗后被风侵袭所诱发。如面部出现黑色，下部脉坚实而大，这是病邪积聚在小腹与前阴，病名叫肾痹，多因用凉水沐浴后就睡觉引起。

大凡观察五色，面黄目青、面黄目赤、面黄目白、面黄目黑的，都不是死兆。如果出现面青目赤、面赤目白、面青目黑、面黑目白、面赤目青的，都是死亡的征兆。

五脏别论篇

黄帝问曰：余闻方士，或以脑髓为脏，或以肠胃为脏，或以为腑。敢问更相反，皆自谓是，不知其道，愿闻其说。

岐伯对曰：脑、髓、骨、脉、胆、女子胞，此六者，地气之所生也，皆藏于阴而象于地，故藏而不泻，名曰奇恒之腑。夫胃、大肠、小肠、三焦、膀胱，此五者，天气之所生也，其气象天，故泻而不藏，此受五脏浊气，名曰传化之腑。此不能久留，输泻者也。魄门亦为五脏使，使水谷不得久藏。所谓五脏者，藏精气而不泻也，故满而不能实。六腑者，传化物而不藏，故实而不能满也。水谷入口，则胃实而肠虚；食下，则肠实而胃虚。故曰实而不满。

【译文】

黄帝问道：我从方士那里听说，有的称脑髓为脏，有的称肠胃为脏，还有的把这些都称为腑。他们的意见不同，却又都坚持自己的看法，不知哪种理论是对的，希望你谈一谈这个问题。

岐伯回答说：脑、髓、骨、脉、胆、女子胞，这六种是承受地气而生的，都能贮藏精血，如同大地包藏万物一样，所以它们的作用是藏而不泻，叫作"奇恒之腑"。胃、大肠、小肠、三焦、膀胱，这五者是禀承天气所生的，它们的作用，像天一样健运周转，所以是泻而不藏的，它们受纳五脏的浊气，所以称为"传化之腑"。这是浊气不能久停其间，而必须及时转输和排泄的缘故。此外，肛门也为五脏行使输泻浊气，这样，水谷的糟粕就不会久留于体内了。所谓五脏，它的功能是贮藏精而不向外泻的，所以它是经常保持精神饱满，而不是一时得到充实。六腑的功能是将水谷加以传化，而不是加以贮藏，所以它有时显得充实，但不能永远保持盈满。水谷入口之后，胃虽然充实了，但肠中还是空虚的，食物再下行，肠充实了，但胃中就空虚了，所以说六腑是一时充实，而不是持续盛满。

【原文】

帝曰：气口何以独为五脏主？

岐伯曰：胃者，水谷之海，六腑之大源也。五味入口，藏于胃，以养五脏气。气口亦太阴也，是以五脏六腑之气味，皆出于胃，变见于气口。故五气入鼻，藏于肺，肺有病，而鼻为之不利也。凡治病，必察其下，适其脉，观其志意，与其病也。

拘于鬼神者，不可与言至德；恶于针石者，不可与言至巧；病不许治者，病必不治，治之无功矣。

【译文】

黄帝问：为何气口之脉可以独主五脏病变呢？

岐伯回答：胃是水谷之海，六腑的源泉。凡是饮食五味入口，留在胃中，经过脾的运化输转，而能充养五脏之气。气口为手太阴肺经，也属太阴经脉，主朝百脉，所以五脏六腑的水谷精微，都出自胃，反映于气口。而五气入鼻，藏留于心肺，所以心肺有了病变，则鼻为之不利。凡治病并观察其上下的变化，审视其脉象，查看他的情志状况以及疾病的表现。

对那些迷信鬼神的人，就无须与其谈论至深的医学理论；对那些讨厌针石治疗的人，也不可能和他们讲什么针石技巧。有病不让医生治疗的人，他的病是治不好的，即使勉强治疗也收不到好的功效。

异法方宜论篇

【原文】

黄帝问曰：医之治病也，一病而治各不同，皆愈，何也？

岐伯对曰：地势使然也。故东方之域，天地之所始生也，鱼盐之地。海滨傍水，其民食鱼而嗜咸，皆安其处，美其食。鱼者使人热中，盐者胜血。故其民皆黑色疏理，其病皆为痈疡。其治宜砭石，故砭石者，亦从东方来。

【译文】

黄帝问道：医生治疗疾病，一样的病采用不同的治疗方法，结果却都能痊愈，这是为什么？

岐伯回答道：这是由地理的因素造成的。比如东方地区，气候温和如生发的春季，是出产鱼和盐的地方。由于地处海滨而接近于水，因此该地方的人们多吃鱼类而喜欢咸味，他们安居在这个地方，以鱼盐为美食。由于多吃鱼类，鱼性属火，会使人热积于中；过多地吃盐，因为咸能走血，又会耗伤血液，所以该地的人们，大都皮肤色黑，肌理松疏，该地多发痈疡之类的疾病。对其治疗，适合用砭石，所以砭石方法是从东方传来的。

【原文】

西方者，金玉之域，沙石之处，天地之所收引也。其民陵居而多风，水土刚强。其民不衣而褐荐，华食而脂肥，故邪不能伤其形体，其病生于内。其治宜毒药，故毒药者，亦从西方来。

【译文】

西方地区，盛产金玉，遍地沙漠，这里的自然环境如同收敛的秋季。该地的人们，依山陵而住，其地多风，水土的性质又属刚强。当地居民的生活，不考究衣服，穿毛布，睡草席，但饮食多是肥美、容易使人发胖的食物，因此外邪不容易侵犯他们的形体，他们发病大都属于内伤类疾病。在治疗上，适合用药物，所以药物疗法是从西方传来的。

【原文】

北方者，天地所闭藏之域也。其地高陵居，风寒冰冽。其民乐野处而乳食，脏寒生满病，其治宜灸焫，故灸焫者，亦从北方来。

【译文】

北方地区，自然气候如同闭藏的冬天。这里地势较高，经常处在风寒冰冽的环境中。该地的人们，喜好游牧生活，四野临时住宿，吃的是牛羊乳汁，因此内脏易受寒，易生胀满的疾病。在治疗上，适用艾灸，所以艾火灸灼的治疗方法是从北方传来的。

【原文】

南方者，天地之所长养，阳之所盛处也。其地下，水土弱，雾露之所聚也。其民嗜酸而食胕，故其民皆致理而赤色，其病挛痹。其治宜微针，故九针者，亦从南方来。

【译文】

南方地区，气候如同万物长养的夏季，是阳气最盛的地方。地势低下，水土薄弱，因此雾露经常聚集。该地的人们喜欢吃酸类和腐熟的食品，其皮肤腠理致密而带红色，易发生筋脉拘挛、麻木等疾病。在治疗上适用微针针刺，所以九针的治病方法是从南方传来的。

【原文】

中央者，其地平以湿，天地所以生万物也众。其民食杂而不劳，故其病多痿厥寒热。其治宜导引按跷，故导引按跷者，亦从中央出也。

【译文】

中央之地，地形平坦且潮湿，是自然界物产最丰富的地方。那里的食物种类很多，生活比较安逸，这里发生的疾病，多是痿弱、厥逆、寒热等病。这些病的治疗，宜用导引按摩的方法，所以导引按摩疗法是从中央地区推广出去的。

【原文】

　　故圣人杂合以治，各得其所宜，故治所以异而病皆愈者，得病之情，知治之大体也。

【译文】

　　所以高明的医生能够将这些治病方法综合起来，根据具体情况随机应变、灵活运用，使患者得到适宜的治疗。所以治法尽管各有不同，而结果是都能痊愈。这是因为了解病情，并掌握了治疗大法啊！

移精变气论篇

【原文】

黄帝问曰：余闻古之治病，惟其移精变气，可祝由而已。今世治病，毒药治其内，针石治其外，或愈或不愈，何也？

岐伯对曰：往古人居禽兽之间，动作以避寒，阴居以避暑，内无眷慕之累，外无伸宦之形。此恬惔之世，邪不能深入也。故毒药不能治其内，针石不能治其外，故可移精变气，祝由而已。当今之世不然。忧患缘其内，苦形伤其外，又失四时之从，逆寒暑之宜，贼风数至，虚邪朝夕，内至五脏骨髓，外伤空窍肌肤，所以小病必甚，大病必死，故祝由不能已也。

【译文】

黄帝问道：我听说古时治病，只要对病人移易精神和改变气的运行，用"祝由"的方法病就可以治愈。现在治病，要用药物治其内，针石治其外，而疾病还是有治好的，有治不好的，这是什么原因呢？

岐伯回答道：古人巢穴居处，在禽兽之间追逐生存，利用活动驱除寒冷，到阴凉的地方避免暑气，在内没有眷恋美慕的情志牵挂，在外没有奔走求官的劳累形役。这里处在一个安静淡泊、不谋势利、精神内守的意境里，邪气是不可能深入侵犯的。所以既不需要药物治其内，也不需要针石治其外，生病只要对病人移易精神和改变气的运行，用"祝由"就可以了。现在却不同了，人们内则为忧患所牵累，外则为劳苦所形役，又不能顺从四时气候的变化，常常遭受虚邪贼风的侵袭，正气先馁，外邪乘虚而客袭之，内犯五脏骨髓，外伤孔窍肌肤，这样一来，轻病必重，重病必死，所以用"祝由"就不能医好了。

【原文】

帝曰：善。余欲临病人，观死生，决嫌疑，欲知其要，如日月光，可得闻乎？

岐伯曰：色脉者，上帝之所贵也，先师之所传也。上古使僦贷季，理色脉而通神明，合之金木水火土，四时、八风、六合，不离其常，变化相移，以观其妙，以知其要。欲知其要，则色脉是矣。色以应日，脉以应月，常求其要，则其要也。夫色之变化，以应四时之脉，此上帝之所贵，以合于神明也。所以远死而近生，生道以长，命曰圣王。中古之治病，至而治之，汤液十日，以去八风五痹之病，十日不已，治以草苏草荄之枝，本末为助，标本已得，邪气乃服。暮世之治病也则不然，治不本四时，不知日月，不审逆从，病形已成，乃欲微针治其外，汤液治其内，粗工兇兇，以为可攻，故病未已，新病复起。

【译文】

黄帝道：讲得太好了！我想要临诊病人，能够察其死生，决断疑惑，掌握要领，如同日月之光一样心中明了，这种诊法可以讲给我听吗？

岐伯回答道：色和脉的诊察方法，是上古帝王所珍重，先师所传授的。上古有位名医叫作僦贷季，他研究色和脉的道理，通达神明，能够联系到金、木、水、火、土以及四时、八风、六合，从正常的规律和异常的变化来综合分析，观察它的变化奥妙，从而知道其中的要领。我们如果想要懂得这些要领，就只有研究色与脉。气色如同太阳而有阴晴，脉息如同月亮而有盈亏，从色脉中得其要领，正是诊病的关键。而气色的变化，与四时的脉象是相应的，这是上古帝王十分珍重的，因为它合于神明，掌握了这样的诊法，就可以避免死亡而使人生命安全，生命延长了，人们要称颂为圣王啊。中古时治病，多在疾病一发生就能及时治疗，先用汤液十天，以祛除八风、五痹的病邪。如果十天不愈，再用草药治疗。医生与病人也要相互配合，那些邪气才会被征服，疾病才会痊愈。至于后世的医生治病，就不是这样了。他们治病不根据四时的变化，不知道色脉的关系，也不能够辨别病情的顺逆，等到疾病已经形成，才想起用微针治其外，汤液治其内，还大肆吹嘘，以为可以治愈，结果不仅原来的病没有治好，反而又添加了新病。

【原文】

帝曰：愿闻要道。

岐伯曰：治之要极，无失色脉，用之不惑，治之大则。逆从倒行，标本不得，亡神失身。去故就新，乃得真人。

【译文】

黄帝道：我希望听听关于治疗的根本道理。

岐伯道：诊治疾病关键在于不要搞错色脉，能够运用色脉而没有丝毫疑惑，这是诊治的最大原则。假使把病情的顺逆搞颠倒了，而处理也得不到病的配合，就会损害病人的神气与身体。因此，医生一定要去掉陈旧简陋的知识，对崭新的色脉学问进行钻研，努力进取，这样才可以达到上古真人的水平。

【原文】

帝曰：余闻其要于夫子矣。夫子言不离色脉，此余之所知也。

岐伯曰：治之极于一。

帝曰：何谓一？

岐伯曰：一者因问而得之。

帝曰：奈何？

岐伯曰：闭户塞牖，系之病者，数问其情，以从其意，得神者昌，失神者亡。

帝曰：善。

【译文】

　　黄帝道：我已听您讲了这些重要道理，您说的重点在于治疗不能丢掉气色和脉象的诊察，这我已经知道了。

　　岐伯道：诊治疾病的关键，还有一个。

　　黄帝道：是什么？

　　岐伯道：这个关键就是从与病人接触中问得病情。

　　黄帝道：怎样去问呢？

　　岐伯道：选择一个安静环境，关好门窗，向病人耐心地询问病情，务必使病人毫无顾虑，尽情倾诉，从而得知其中的真情，并观察病人的神色。有神气的，预后良好；没有神气的，预后不良。

　　黄帝说：说得真是太好了。

汤液醪醴论篇

【原文】

黄帝问曰：为五谷汤液及醪醴奈何？

岐伯对曰：必以稻米，炊之稻薪，稻米者完，稻薪者坚。

帝曰：何以然？

岐伯曰：此得天地之和，高下之宜，故能至完；伐取得时，故能至坚也。

【译文】

黄帝问：如何用五谷做成汤液及醪醴？

岐伯回答道：必须以稻米作为原料，以稻秆作为燃料，因为稻米之气完备，稻秆又很坚实。

黄帝问：何以见得？

岐伯回答：稻禀天地和气，生长于高低适宜的地方，所以得气最完备；又在适当的季节收割，故稻秆最坚实。

【原文】

帝曰：上古圣人作汤液醪醴，为而不用，何也？

岐伯曰：自古圣人之作汤液醪醴者，以为备耳。夫上古作汤液，故为而弗服也。中古之世，道德稍衰，邪气时至，服之万全。

帝曰：今之世不必已，何也？

岐伯曰：当今之世，必齐毒药攻其中，镵石针艾治其外也。

【译文】

黄帝道：上古时代的医生，制成汤液和醪醴，只是供给祭祀宾客之用，而不用它煎药，这是为什么？

岐伯回答：古代医生做好汤液和醪醴是以备万一的，所以虽制成了汤液，但还是放在那里不急用。到了中古代，养生之道稍衰，人们的身心比较虚弱，因此外界邪气时常能够乘虚伤人，但只要服些汤液醪醴，病就可以好了。

黄帝问道：现代的人虽然服了汤液醪醴，而病不一定好，这是为什么呢？

岐伯道：现在的人不同了，一有疾病，必须要内服药物，砭石、针灸外治，其病才能痊愈。

【原文】

帝曰：形弊血尽而功不立者何？

岐伯曰：神不使也。

帝曰：何谓神不使？

岐伯曰：针石，道也。精神不进，志意不治，故病不可愈。今精坏神去，荣卫不可复收。何者？嗜欲无穷，而忧患不止，精气弛坏，荣泣卫除，故神去之而病不愈也。

【译文】

黄帝问：一个人病情发展到了形体弊坏、气血竭尽的地步，治疗不见效，这是为什么？

岐伯答：这是因为病人的神气，已经不能发挥它应有作用的关系。

黄帝问：什么叫作神气不能发生它应有的作用？

岐伯答：针石治病，不过是一种方法而已。现在病人的神气已经衰微，意志已经散乱，纵然有好的方法，神气不起应有作用，病也是不能治好的。况且病人的情况严重，已经达到精神败坏、神气离去，荣卫不可以再恢复的地步了。为何病情会发展到这样的地步？这是由于嗜好欲望没有穷尽，忧愁患难又没有止境，以致一个人的精气败坏，荣血枯涩，卫气消失，所以神气就离开人体，而疾病也就不能痊愈了。

【原文】

帝曰：夫病之始生也，极微极精，必先入结于皮肤。今良工皆称曰，病成名曰逆，则针石不能治，良药不能及也。今良工皆得其法，守其数，亲戚兄弟远近，音声日闻于耳，五色日见于目，而病不愈者，亦何暇不早乎？

岐伯曰：病为本，工为标；标本不得，邪气不服。此之谓也。

【译文】

黄帝问：凡疾病初起之时，是极其轻浅而隐蔽的，只是先潜留在皮肤里。现在经过医生一看，都说是病已经形成，而且发展和预后很不好，用针石不能治愈，吃汤药亦不管用了。现在医生都能懂得法度，操守术数，与病人像亲戚兄弟一样亲近，声音的变化每日都能听到，五色的变化每日都能看到，可是病没有治好，是不是没有提早治疗的原因呢？

岐伯道：病人为本，医生为标，病人与医生不能很好地合作，病邪就不能驱除，说的就是这种情况啊！

【原文】

帝曰：其有不从毫毛而生，五脏阳以竭也。津液充郭，其魄独居，孤精于内，气耗于外，形不可与衣相保，此四极急而动中。是气拒于内，而形施于外。治之奈何？

岐伯曰：平治于权衡，去宛陈莝，微动四极，温衣，缪刺其处，以复其形。开鬼门，洁净府，精以时服，五阳已布，疏涤五脏，故精自生，形自盛，骨肉相保，巨气乃平。

帝曰：善。

【译文】

黄帝问：有的病并不是从体表发生的，是由于五脏阳气衰竭，以致水气充满于皮肤，而阴气独盛，阴气独居于内，则阳气更耗于外，形体水肿，不能穿原来的衣服，四肢肿急而影响到内脏，这是阴气格拒于内，而水气弛张于外，对这种病应该如何治疗呢？

岐伯道：要平复水气。衡量病情的轻重，驱除体内的积水，并教病人四肢做些轻微运动，令阳气渐次宣行，穿衣服要温暖一些。用缪刺方法，针刺肿处，去水以恢复原来的形态。用发汗和利小便的方法，开汗孔，泻膀胱，使阴精归于平复，五脏阳气输布，以疏通五脏的郁积。这样，精气自会生成，形体也强盛，骨骼与肌肉保持相辅相成，正气自然就会恢复了。

黄帝道：讲得太好了！

玉版论要篇

【原文】

黄帝问曰：余闻揆度、奇恒，所指不同，用之奈何？

岐伯对曰：揆度者，度病之浅深也；奇恒者，言奇病也。请言道之至数，五色脉变，揆度奇恒，道在于一。神转不回，回则不转，乃失其机。至数之要，迫近以微，著之玉版，命曰合《玉机》。

【译文】

黄帝问：我听说揆度、奇恒这两种方法各有所指，应当怎样联系起来运用呢？

岐伯回答：揆度是权衡和度量疾病的深浅的，奇恒是辨别异常疾病的。请让我谈谈其中最重要的道理，五色、脉变、揆度、奇恒虽然所指不同，但道理只有一个，就是观察色脉之间有无神气。人体神机的运转是不回折的，若回折就不能运转，人也就失去了生机！这个道理是极其重要的，这个道理虽然浅近，但微妙之处在于察神机。应该把它记录在玉版上，可以与《玉机真脏论》一同参考运用。

【原文】

容色见上下左右，各在其要。其色见浅者，汤液主治，十日已。其见深者，必齐主治，二十一日已。其见大深者，醪酒主治，百日已。色夭面脱，不治，百日尽已。脉短气绝，死；病温虚甚，死。

【译文】

面色的变化，表现在上下左右不同的部位，应分别察看其主病的要领。如果病色浅，说明病情尚轻，可用五谷汤液调治，十天可以治愈。如果病色深，说明病情较重，须用药剂治疗，二十一天可以治愈。如果病色过深，说明病情更重，必须用药酒治疗，一百天才能治愈。如果面色枯槁不泽、颜面瘦削，为不治之症，到一百天就要死亡。如果脉象短促而阳气虚脱，是死证；温热病而阴血极虚的，也是死证。

【原文】

色见上下左右，各在其要。上为逆，下为从。女子右为逆，左为从；男子左为逆，右为从。易，重阳死，重阴死。阴阳反他。治在权衡相夺，奇恒事也，揆度事也。

【译文】

面色的变化表现于上下左右各个不同的部位，应分别观察其要点。病色向上移为逆，向下移为顺；女子病色在右侧的为逆，在左侧的为顺；男子病色在左侧的为逆，在右侧的为顺。如果病色变更，变顺为逆，在男子则为重阳，是死证，在女子则为重阴，也是死证。若阴阳相反，应尽快权衡病情的轻重，采取适当的治疗措施，使阴阳趋于平衡，这就在于比较正常与异常、揣度疾病的浅深。

【原文】

搏脉，痹躄，寒热之交。脉孤为消气，虚泄为夺血。孤为逆，虚为从。行奇恒之法，以太阴始。行所不胜曰逆，逆则死；行所胜曰从，从则活。八风四时之胜，终而复始，逆行一过，不复可数。论要毕矣。

【译文】

脉象搏击于指下，或为痹证，或为躄证，或为寒热之气相交为病。脉孤而无胃气说明化源将绝，阳气耗散；脉见虚弱而又兼泄泻，为阴血损伤。脉见孤绝为逆，脉见虚弱为顺。运用奇恒的方法，从手太阴肺经寸口脉来研究，出现"所不胜"的脉象叫作逆，预后多不良；出现"所胜"的脉象叫作从，预后良好。自然界八风、四时之间的相互胜复，是循环无端、终而复始的，一旦失常，就不能用常理来推断了。这就是揣度和奇恒全部要点了。

经脉别论篇

【原文】

黄帝问曰：人之居处、动静、勇怯，脉亦为之变乎？

岐伯对曰：凡人之惊恐恚劳动静，皆为变也。是以夜行则喘出于肾，淫气病肺。有所堕恐，喘出于肝，淫气害脾。有所惊恐，喘出于肺，淫气伤心。度水跌仆，喘出于肾与骨，当是之时，勇者气行则已，怯者则着而为病也。故曰：诊病之道，观人勇怯骨肉皮肤，能知其情，以为诊法也。

【译文】

黄帝问道：人的居住环境、活动、安静、勇敢、怯懦有所不同，其经脉血气也随着变化吗？

岐伯回答道：举凡人在惊恐、愤怒、劳累、活动或安静的情况下，经脉血气都会因之发生变化。故而夜间远行劳累，就会扰动肾气，气喘出于肾脏，其偏胜之气就会侵犯肺脏。若因堕坠而受到恐吓，就会扰动肝气，而喘出于肝，其偏胜之气就会侵犯脾脏。或有所惊恐，惊则神越气乱，扰动肺气，喘出于肺，其偏胜之气就会侵犯心脏。渡水而跌仆，气喘出于肾和骨。在这种情况下，勇敢的人，气血畅行，病会自愈；怯弱的人，气血留滞，就会发生病变。所以说：诊病的方法，必须先观察人的勇敢和怯懦，骨肉和皮肤，从而深入了解病情，这是诊断上的大法。

【原文】

故饮食饱甚，汗出于胃；惊而夺精，汗出于心；持重远行，汗出于肾；疾走恐惧，汗出于肝；摇体劳苦，汗出于脾。故春秋冬夏，四时阴阳，生病起于过用，此为常也。

食气入胃，散精于肝，淫气于筋。食气入胃，浊气归心，淫精于脉。脉气流经，经气归于肺，肺朝百脉，输精于毛皮。脉合精，行气于腑。腑精神明，留于四脏。气归于权衡，权衡以平，气口成寸，以决死生。

饮入于胃，游溢精气，上输于脾；脾气散精，上归于肺，通调水道，下输膀胱。水精四布，五经并行，合于四时五脏阴阳，揆度以为常也。

【译文】

所以饮食过饱之时，由于食气蒸发而汗出于胃。惊则神气浮越，则心气受伤而汗出于心；负重而远行的时候，则骨劳气越，肾气受伤而汗出于肾；疾走而恐惧的时候，由于疾走伤筋，恐惧伤魂，则肝气受伤而汗出于肝；劳力过度的时候，由于脾主肌肉四肢，则脾气受伤而汗出于脾。所以春夏秋冬四季阴阳变化之中，生病的原因多是由于体力、饮食、劳累、精神等过度所致，这是一定的。

食物进入胃，经过消化把一部分精微之气输散到肝脏，再由肝将此精微之气滋养于筋。五谷入胃，其所化生的精微之气，注入于心，再由心将此精气滋养于血脉。血气流行在经脉之中，到达于肺，肺又将血气输送到全身百脉中去，最后把精气输送到皮毛。皮毛和经脉的精气汇合，又运行到六腑，六腑的精气化生神明，周流于四脏。这些正常的生理活动，取决于气血阴阳的平衡，其平衡则表现在气口脉搏的变化上，气口脉搏的变化，可以判断疾病的预后。

水液进入胃中，分离出精气，上行输送于脾；经脾对精微的布散转输，上归于肺，肺通调水道，下输于膀胱。如此则水精四布，外而布散于皮毛，内而灌输于五脏之经脉，并能合于四时五脏阴阳的变化，这是可以测度的经脉的正常现象。

【原文】

太阳脏独至，厥喘虚气逆，是阴不足阳有余也，表里当俱泻，取之下俞。阳明脏独至，是阳气重并也，当泻阳补阴，取之下俞。少阳脏独至，是厥气也，跷前卒大，取之下俞。少阳独至者，一阳之过也。太阴脏搏者，用心省真。五脉气少，胃气不平，三阴也，宜治其下俞，补阳泻阴。一阳独啸，少阳厥也，阳并于上，四脉争张，气归于肾，宜治其经络，泻阳补阴。一阴至，厥阴之治也，真虚痛心，厥气留薄，发为白汗，调食和药，治在下俞。

帝曰：太阳脏何象？

岐伯曰：象三阳而浮也。

帝曰：少阳脏何象？

岐伯曰：象一阳也，一阳脏者，滑而不实也。

帝曰：阳明脏何象？

岐伯曰：象大浮也。太阴脏搏，言伏鼓也；二阴搏至，肾沉不浮也。

【译文】

太阳经脉偏盛，就会导致厥逆、喘息、虚气上逆等症状的发生，这是由于阴不足而阳有余造成的，治疗表里都应当用泻法，取足太阳经的束骨穴和足少阴经的太溪穴。阳明经脉偏盛，是太阳、少阳之气重并于阳明，当用泻阳补阴的治疗方法，当泻足阳明经的陷谷穴，补太阴经的太白穴。少阳经脉偏盛，是厥气上逆，所以阳跷脉前的少阳脉，猝然盛大，当取足少阳经的临泣穴。少阳经脉偏盛而独至，就是少阳的太过。太阴经脉鼓搏有力，应当细心地审察真脏脉，若五脏之脉均气少，胃气又不平和，这是太阴太过的缘故，应当用补阳泻阴的治疗方法，补足阳明之陷谷穴，泻足太阴之太白穴。二阴经脉独盛，是少阴厥气上逆（注：此处疑为一阳二阴之误，故改。）而阳气并越于上，心、肝、脾、肺四脏受其影响，四脏之脉争张于外，病的根源在于肾，应治其表里的经络，泻足太阳经的经穴昆仑、络穴飞扬，补足少阴的经穴复溜、络穴大钟。一阴经脉偏盛，是厥阴所主，真气虚弱，心中酸痛不适，厥气留于经脉与正气相搏而大汗出，应当注意饮食调养与药物治疗，并针刺厥阴的太冲穴。

黄帝问：太阳经的脉象是怎样的呢？

岐伯答道：其脉象如同三阳之气浮盛于外，所以脉浮。

黄帝问：少阳经的脉象是怎样的呢？

岐伯答道：其脉象如同一阳之初生，滑而不实。

黄帝问：阳明经的脉象是怎样的呢？

岐伯答道：其脉象大而浮。太阴经的脉象搏动，虽沉伏而指下仍搏击有力；少阴经的脉象搏动，是肾脉沉而不浮。

脏气法时论篇

【原文】

黄帝问曰：合人形以法四时五行而治，何如而从？何如而逆？得失之意，愿闻其事。

岐伯对曰：五行者，金木水火土也，更贵更贱，以知死生，以决成败，而定五脏之气，间甚之时，死生之期也。

帝曰：愿卒闻之。

岐伯曰：肝主春，足厥阴少阳主治，其日甲乙；肝苦急，急食甘以缓之。心主夏，手少阴太阳主治，其日丙丁；心苦缓，急食酸以收之。脾主长夏，足太阴阳明主治，其日戊己；脾苦湿，急食苦以燥之。肺主秋，手太阴阳明主治，其日庚辛，肺苦气上逆，急食苦以泄之。肾主冬，足少阴太阳主治，其日壬癸；肾苦燥，急食辛以润之。开腠理，致津液，通气也。

【译文】

黄帝问道：结合人的形体，取法四时五行的生克制化规律，作为救治疾病的法则，怎样是从？怎样是逆呢？我想了解治法中的从逆和得失是怎么回事。

岐伯答道：所谓五行，就是金、木、水、火、土，配合时令气候，有衰旺盛克的变化，从这些变化中可以测知疾病的死生，分析医疗的成败，并能确定五脏之气的盛衰、疾病轻重的时间，以及死生的日期。

黄帝道：我想听您详尽地讲一讲。

岐伯道：肝主春木之气，春天是足厥阴肝和足少阳胆主治的时间，肝胆旺日为甲乙；肝在志为怒，怒则气急，甘味能缓急，故宜急食甘以缓之。心主夏火之气，夏天是手少阴和手太阳小肠主治的时间，丙丁属火，手少阴心主丁火，手太阳小肠主丙火，所以心与小肠的旺日为丙丁；心在志为喜，喜则气缓，心气过缓则心气虚而散，酸味能收敛，故宜急食酸以收之。脾主长夏土气，长夏是足太阴脾和足阳明胃主治的时间，戊己属土，足太阴脾主己土，足阳明胃主戊土，所以脾与胃的旺日为戊己；脾性恶湿，湿盛则伤脾，苦味能燥湿，所以宜急食苦以燥之。肺主金秋之气，秋天是手太阴肺和手阳明大肠主治的时间，庚辛属金，手太阴肺主辛金，手阳明大肠主庚金，所以肺与大肠的旺日为庚辛；肺主气，其性清肃，若气上逆则肺病，苦味能泄，故宜急食苦以泄之。肾主冬水之气，冬天是足少阴与足太阳膀胱主治的时间，壬癸属水，足少阴肾主癸水，足太阳膀胱主壬水，所以肾与膀胱的旺日为壬癸；肾为水脏，喜润而恶燥，所以宜急食辛以润之。如此可以开发腠理，运行津液，宜通五脏之气。

【原文】

病在肝，愈于夏；夏不愈，甚于秋；秋不死，持于冬，起于春；禁当风。肝病者，愈在丙丁；丙丁不愈，加于庚辛；庚辛不死，持于壬癸，起于甲乙。肝病者，平旦慧，下晡甚，夜半静。肝欲散，急食辛以散之，用辛补之，酸泻之。

病在心，愈在长夏；长夏不愈，甚于冬；冬不死，持于春，起于夏；禁温食热衣。心病者，愈在戊己；戊己不愈，加于壬癸，壬癸不死，持于甲乙，起于丙丁。心病者，日中慧，夜半甚，平旦静。心欲耎，急食咸以软之，用咸补之，甘泻之。

病在脾，愈在秋；秋不愈，甚于春；春不死，持于夏，起于长夏；禁温食饱食，湿地濡衣。脾病者，愈在庚辛；庚辛不愈，加于甲乙；甲乙不死，持于丙丁，起于戊己。脾病者，日昳慧，日出甚，下晡静。脾欲缓，急食甘以缓之，用苦泻之，甘补之。

病在肺，愈在冬；冬不愈，甚于夏；夏不死，持于长夏，起于秋；禁寒饮食、寒衣。肺病者，愈在壬癸；壬癸不愈，加于丙丁；丙丁不死，持于戊己，起于庚辛。肺病者，下晡慧，日中甚，夜半静。肺欲收，急食酸以收之，用酸补之，辛泻之。

病在肾，愈在春；春不愈，甚于长夏；长夏不死，持于秋，起于冬；禁犯焠㶸热食温炙衣。肾病者，愈在甲乙；甲乙不愈，甚于戊己；戊己不死，持于庚辛，起于壬癸。肾病者，夜半慧，四季甚，下晡静。肾欲坚，急食苦以坚之，用苦补之，咸泻之。

【译文】

病在肝脏，应该在夏天痊愈；若至夏季不愈，到秋季病情就要加重；如在秋季不死，至冬季病情维持稳定不变的状态，到来年春季病即好转，禁忌受风。有肝病的人，痊愈于丙丁日；如果在丙丁日不愈，到庚辛日病就加重；如果在庚辛日不死，到壬癸日病情维持稳定不变的状态，到了甲乙日病即好转。患肝病的人，在早晨的时候精神清爽，傍晚的时候病就加重，到半夜时便安静下来。肝性喜条达而恶抑郁，所以肝病急用辛味以散之，若需要补，以辛味补之，若需要泻，以酸味泻之。

病在心脏，应当在长夏痊愈；若至长夏不愈，到了冬季病情就会加重；如果在冬季不死，到了明年的春季病情维持稳定不变的状态，到了夏季病即好转；禁忌温热食物，衣服也不能穿得太暖。有心病的人，愈于戊己日；如果在戊己日不愈，到壬癸日病就加重；如果在壬癸日不死，到甲乙日病情维持稳定不变的状态，到丙丁日病即好转。心脏有病的人，在中午的时候神情爽慧，半夜时病就加重，早晨时便安静了。心病欲柔软，宜急食咸味以软之，需要补则以咸味补之，需要泻，以甘味泻之。

病在脾脏，应当在秋季痊愈；若至秋季不愈，到春季病就加重；如果在春季不死，到夏季病情维持稳定不变的状态，到长夏的时间病即好转；脾病应禁忌吃温热性食物，忌饮食过饱、居湿地、穿湿衣等。脾有病的人，愈于庚辛日；如果在庚辛日不愈，到甲乙日加重；如果在甲乙日不死，到丙丁日病情维持稳定不变的状态，到了戊己日病即好转。脾有病的人，在午后的时间精神清爽，日出时病就加重，傍晚时便安静了。脾脏病需要缓和，甘能缓中，故宜急食甘味以缓之，需要泻则用苦味药泻脾，需要补，则以甘味补脾。

病在肺脏，应当在冬季痊愈；若至冬季不愈，到夏季病就会加重；如果在夏季不死，至长夏时病情维持稳定不变的状态，到了秋季病即好转；禁忌寒冷饮食及穿得太单薄。肺有病的人，愈于壬癸日；如果在壬癸日不愈，到丙丁日病就要加重；如果在丙丁日不死，到戊己日病情维持稳定不变的状态，到了庚辛日，病即好转。肺有病的人，傍晚的时候精神爽慧，到中午时病就加重，到半夜时便安静了。肺气欲收敛，宜急食酸味以收敛，需要补的，用酸味补肺，需要泻的，用辛味泻肺。

病在肾脏，应当在春季痊愈；若至春季不愈，到长夏时病就会加重；如果在长夏不死，到秋季病情维持稳定不变的状态，到冬季病即好转；禁食炙过热的食物和穿经火烘烤过的衣服。肾有病的人，愈于甲乙日；如果在甲乙日不愈，到戊己日病就会加重；如果在戊己日不死，到庚辛日病情维持稳定不变的状态，到壬癸日病即好转。肾有病的人，在半夜的时候精神爽慧，在一日当中辰、戌、丑、未四个时辰病情加重，在傍晚时便安静了。肾主闭藏，其气欲坚，需要补的，宜急食苦味以坚之，用苦味补之，需要泻的，用咸味泻之。

【原文】

夫邪气之客于身也，以胜相加，至其所生而愈，至其所不胜而甚，至于所生而持，自得其位而起。必先定五脏之脉，乃可言间甚之时，死生之期也。

肝病者，两胁下痛引少腹，令人善怒；虚则目䀮䀮无所见，耳无所闻，善恐，如人将捕之。取其经，厥阴与少阳。气逆，则头痛，耳聋不聪，颊肿，取血者。

心病者，胸中痛，胁支满，胁下痛，膺背肩甲间痛，两臂内痛；虚则胸腹大，胁下与腰相引而痛。取其经，少阴太阳，舌下血者。其变病，刺郄中血者。

脾病者，身重善肌，肉痿，足不收，行善瘈，脚下痛；虚则腹满肠鸣，飧泄食不化。取其经，太阴阳明，少阴血者。

肺病者，喘咳逆气，肩背痛，汗出，尻、阴股、膝、髀、腨、胻、足皆痛；虚则少气，不能报息，耳聋嗌干。取其经，太阴足太阳之外，厥阴内，血者。

肾病者，腹大胫肿，喘咳身重，寝汗出，憎风；虚则胸中痛，大腹小腹痛，清厥，意不乐。取其经，少阴太阳血者。

【译文】

举凡邪气侵袭人体，都是以强凌弱，病至其所生之时而愈，至其所不胜之时而甚，至其所生之时而病情稳定不变，至其自旺之时病情好转。但必须先明确五脏之平脉，然后始能推测疾病的轻重时间及死生的日期。

肝脏有病，可见两胁下疼痛牵引少腹，使人多怒，这是肝气实的症状；如果肝气虚，则出现两目昏花而视物不明，两耳也听不清声音，多恐惧，好像有人要逮捕他一样。治疗时，取用厥阴肝经和少阳胆经的经穴。如肝气上逆，则头痛、耳聋而听觉失灵、颊肿，应取厥阴、少阳经脉，刺出其血。

心脏有病，可见胸中痛，肋部支撑胀满，肋下痛，胸膺部、背部及肩胛间疼痛，两臂内侧疼痛，这是心实的症状。心虚，则出现胸腹部胀大，肋下和腰部牵引作痛。治疗时，取少阴心经和太阳小肠经的经穴，并刺舌下之脉以出其血。如病情有变化，与初起不同，刺阴郄穴出血。

脾脏有病，可见身体沉重，易饥（注：原文中"肌"为"饥"之误），肌肉痿软无力，两足弛缓不收，行走时容易抽搐，脚下疼痛，这是脾实的症状；脾虚则腹部胀满、肠鸣，泻下而食物不化。治疗时，取太阴脾经、阳明胃经和少阴肾经的经穴，刺出其血。

肺脏有病，可见喘咳气逆，肩背部疼痛，出汗，尻、大腿内侧、膝、髀骨、小腿肚、小腿下半部、脚等处皆疼痛，这是肺实的症状；如果肺虚，就出现少气，呼吸困难而难于接续，耳聋、咽干。治疗时，取太阴肺经的经穴，更取足太阳经的外侧及厥阴经脉内侧，即少阴肾经的经穴，刺出其血。

肾脏有病，可见腹部胀大，胫部水肿，气喘、咳嗽，身体沉重，睡后出汗，恶风，这是肾实的症状；如果肾虚，就会出现胸中疼痛，大腹和小腹疼痛，四肢厥冷，心中不乐。治疗时，取足少阴肾经和足太阳膀胱经的经穴，刺出其血。

【原文】

肝色青，宜食甘，粳米、牛肉、枣、葵，皆甘。心色赤，宜食酸，小豆、犬肉、李、韭，皆酸。肺色白，宜食苦，麦、羊肉、杏、薤，皆苦。脾色黄，宜食咸，大豆、豕肉、栗、藿，皆咸。肾色黑，宜食辛，黄黍、鸡肉、桃、葱，皆辛。辛散，酸收，甘缓，苦坚，咸软。

毒药攻邪，五谷为养，五果为助，五畜为益，五菜为充，气味合而服之，以补精益气。此五者，有辛酸甘苦咸，各有所利，或散或收，或缓或急，或坚或软，四时五脏病，随五味所宜也。

【译文】

肝脏主青色，肝病患者宜食甜味，粳米、牛肉、大枣、葵菜都是属于味甘的。心主赤色，宜食酸味，小豆、犬肉、李子、韭菜都是属于酸味的。肺主白色，宜食苦味，小麦、羊肉、杏、薤都是属于苦味的。脾主黄色，宜食咸味，大豆、猪肉、栗子、藿都是属于咸味的。肾主黑色，宜食辛味，黄黍、鸡肉、桃、葱都是属于辛味的。五味的功用：辛味能发散，酸味能收敛，甘味能缓急，苦味能坚燥，咸味能软坚。

药物可用来攻逐病邪，五谷可以用来充养五脏之气，五果可以帮助五谷以营养人体，五畜可以用来补益五脏，五菜可以用来充养脏腑，气味和合而服食，可以补益精气。这五类食物，各有辛、酸、甘、苦、咸的气味，各有利于某一脏气，或散，或收，或缓，或急，或坚等，在运用的时候，要根据春、夏、秋、冬四时和五脏之气的偏盛偏衰及苦欲等具体情况，各随其所宜而用之。

宣明五气篇

【原文】

五味所入：酸入肝，辛入肺，苦入心，咸入肾，甘入脾。是谓五入。

五气所病：心为噫，肺为咳，肝为语，脾为吞，肾为欠、为嚏，胃为气逆、为哕、为恐，大肠、小肠为泄，下焦溢为水，膀胱不利为癃，不约为遗溺，胆为怒。是谓五病。

【译文】

五味各有所入：酸味入肝，辛味入肺，苦味入心，咸味入肾，甘味入脾。这就是"五入"。

五脏之气病变：心气失调则嗳气；肺气失调则咳嗽；肝气失调则多言；脾气失调则吞酸；肾气失调则为呵欠、喷嚏；胃气失调则为气逆、为哕、为恐惧；大肠、小肠病则不能泌别清浊，传送糟粕，而为泄泻；下焦不能通调水道，则水液泛溢于皮肤而为水肿；膀胱之气化不利，则为癃闭，不能约制，则为遗尿；胆气失调则易发怒。这就是"五病"。

【原文】

五精所并：精气并于心则喜，并于肺则悲，并于肝则忧，并于脾则畏，并于肾则恐。是谓五并，虚而相并者也。

五脏所恶：心恶热，肺恶寒，肝恶风，脾恶湿，肾恶燥。是谓五恶。

五脏化液：心主汗，肺主涕，肝主泪，脾主涎，肾主唾。是谓五液。

【译文】

五脏精气相并之证：精气并于心则喜，精气并于肺则悲，精气并于肝则忧，精气并于脾则畏，精气并于肾则恐。这就是"五并"，因五脏乘虚相并所致。

五脏各有所厌恶：心厌恶热，肺厌恶寒，肝厌恶风，脾厌恶湿，肾厌恶燥，这是"五恶"。

五脏化生五液：心之液化为汗，肺之液化为涕，肝之液化为泪，脾之液化为涎，肾之液化为唾。这是"五液"。

【原文】

五味所禁：辛走气，气病，无多食辛；咸走血，血病，无多食咸；苦走骨，骨病，无多食苦；甘走肉，肉病，无多食甘；酸走筋，筋病，无多食酸。是谓五禁，无令多食。

五病所发：阴病发于骨，阳病发于血，阴病发于肉，阳病发于冬，阴病发于夏。是谓五发。

【译文】

疾病所禁食的五味：辛味走气分，气病不可多食辛味；咸味走血分，血病不可多食咸味；苦味走骨骼，骨病不可多食苦味；甜味走肉，肉病不可多食甜味；酸味走筋，筋病不可多食酸味。这就是"五禁"，不可使之多食。

五种病的发生：阴病发生于骨骼，阳病发生于血脉，阴病发生于肉肌肉痿弱不用，阳病发生于冬，阴病发生于夏。这是"五发"。

【原文】

五邪所乱：邪入于阳则狂，邪入于阴则痹，搏阳则为巅疾，搏阴则为瘖，阳入之阴则静，阴出之阳则怒。是谓五乱。

五邪所见：春得秋脉，夏得冬脉，长夏得春脉，秋得夏脉，冬得长夏脉，名曰阴出之阳，病善怒，不治。是谓五邪。皆同命，死不治。

【译文】

五脏为邪所扰的病变：病邪入于阳分，则阳偏盛，而发为狂；病邪入阴分，血脉凝涩，发生痹病；邪搏于阳则阳气受伤，而发为癫疾；病邪搏于阴侧则阴气受伤，而发为音哑之疾；病邪由阳而入于阴，则从阴而为静；邪由阴而出于阳，则从阳而为怒。这就是"五乱"。

五邪所见的脉象：春天见到秋天的毛脉，夏天见到冬天的石脉，长夏见到春天的弦脉，秋天见到夏天的钩脉，冬天见到长夏的濡缓脉。（注："名曰阴出之阳，病善怒，不治"为错简衍文，此处不译）这就是"五邪"。其预后相同，都属于死证。

【原文】

五脏所藏：心藏神，肺藏魄，肝藏魂，脾藏意，肾藏志。是谓五脏所藏。

五脏所主：心主脉，肺主皮，肝主筋，脾主肉，肾主骨。是谓五主。

【译文】

五脏所藏精神活动：心脏藏神，肺脏藏魄，肝脏藏魂，脾脏藏意，肾脏藏精。这就是"五脏所藏"。

五脏各有所主：心主宰血脉，肺主宰皮毛，肝主宰筋膜，脾主宰肌肉，肾主宰骨骼。这就是"五主"。

【原文】

五劳所伤：久视伤血，久卧伤气，久坐伤肉，久立伤骨，久行伤筋。是谓五劳所伤。

五脉应象：肝脉弦，心脉钩，脾脉代，肺脉毛，肾脉石。是谓五脏之脉。

【译文】

五种过度疲劳所致损伤：久视则劳于精气而伤心血，久卧则阳气不伸而伤肺气，久坐则血脉灌输不畅而伤肌肉，久立则劳于肾及腰、膝、胫等而伤骨，久行则劳于筋脉而伤筋。这就是"五劳所伤"。

五脉与外界事物相应的脉象：肝脏应春，端直而长，其脉如弦；心脉应夏，来盛去衰，其脉如钩；脾旺于长夏，其脉弱，随长夏而更代；肺脉应秋，轻虚而浮，其脉如毛；肾脉应冬，其脉沉坚如石。这就是"五脏之脉"。

血气形志篇

【原文】

　　夫人之常数。太阳常多血少气，少阳常少血多气，阳明常多气多血，少阴常少血多气，厥阴常多血少气，太阴常多气少血。此天之常数。

【译文】

　　人身气血多少有一定之数。如太阳经常多血少气，少阳经常少血多气，阳明经常多气多血，少阴经常少血多气，厥阴经常多血少气，太阴经常多气少血，这是先天禀赋的一定之数。

【原文】

　　足太阳与少阴为表里，少阳与厥阴为表里，阳明与太阳为表里，是为足阴阳也。手太阳与少阴为表里，少阳与心主为表里，阳明与太阴为表里，是为手之阴阳也。今知手足阴阳所苦。凡治病必先去其血，乃去其所苦，伺之所欲，然后泻有余，补不足。

【译文】

　　足太阳膀胱经和足少阴肾经互为表里，足少阳胆经与足厥阴肝经互为表里，足阳明胃经与足太阴脾经互为表里。这是足三阳经和足三阴经之间的关系。手太阳小肠经和手少阴心经为表里，手三阳三焦经与手厥阴心包经为表里，手阳明大肠经与手太阴肺经为表里。这是手少阳经和手三阴经之间的表里配合关系。现已知道，疾病发生在手足阴阳十二经脉的一经。其治疗方法，血脉壅盛的，必须先刺出其血，以减轻其病苦；再诊察其所欲，根据病情的虚实，然后泻其有余，补其不足。

【原文】

欲知背俞，先度其两乳间，中折之，更以他草度去半已，即以两隅相拄也。乃举以度其背，令其一隅居上，齐脊大椎，两隅在下，当其下隅者，肺之俞也。复下一度，心之俞也。复下一度，左角肝之俞也，右角脾之俞也；复下一度，肾之俞也，是谓五脏之俞，灸刺之度也。

【译文】

要确定背部五腧穴的具体部位，先用草一根，度量两乳之间的距离，再从正中对折，另一草与前草同样长度，折掉一半之后，拿来支撑第一根草的两头，就成了一个三角形，然后用它量病人的背部，使其一个角朝上，和脊背部大椎穴相平，另外两个角在下，其下边左右两个角所指部位，就是肺俞穴所在。再把上角移下一度，放在两肺俞连线的中点，则其下左右两角的位置是心俞的部位。再移下一度，左角是肝俞，右角是脾俞；再移下一度，左右两角是肾俞，这就是五腧穴的部位，为刺灸取穴的法度。

【原文】

形乐志苦，病生于脉，治之以灸刺。形乐志乐，病生于肉，治之以针石。形苦志乐，病生于筋，治之以熨引。形苦志苦，病生于咽嗌，治之以百药。形数惊恐，经络不通，病生于不仁，治之以按摩醪药。是谓五形志也。

【译文】

形体安逸，精神苦闷，发病易在经脉，用针刺治疗。形体安逸而精神也愉快的人，病多发生在肌肉，治疗时宜用针刺或砭石。形体劳苦但精神很愉快的人，病多发生在筋骨，治疗时宜用热熨或导引法。形体劳苦，而精神又很苦恼的人，病多发生在咽喉部，治疗时宜用药物。屡受惊恐的人，经络因气机紊乱而不通畅，病多为麻木不仁，治疗时宜用按摩和药酒。以上是形体和精神方面发生的五种类型的疾病。

【原文】

刺阳明出血气，刺太阳出血恶气，刺少阳出气恶血，刺太阴出气恶血，刺少阴出气恶血，刺厥阴出血恶气也。

【译文】

刺阳明经，可以出血出气；刺太阳经，可以出血，而不宜伤气；刺少阳经，只宜出气，不宜出血；刺太阴经，只宜出气，不宜出血；刺少阴经，只宜出气，不宜出血；刺厥阴经，只宜出血，不宜伤气。

宝命全形论篇

【原文】

黄帝问曰：天覆地载，万物悉备，莫贵于人。人以天地之气生，四时之法成。君王众庶，尽欲全形，形之疾病，莫知其情，留淫日深，著于骨髓。心私虑之，余欲针除其疾病，为之奈何？

岐伯对曰：夫盐之味咸者，其气令器津泄；弦绝者，其音嘶败；木敷者，其叶发；病深者，其声哕。人有此三者，是谓坏腑，毒药无治，短针无取，此皆绝皮伤肉，血气争矣。

【译文】

黄帝问道：天地之间，万物俱全，但没有什么比人更为宝贵的。人禀受天地之气而存在，随着四时规律而成长。上至君主，下至平民，任何人都愿意保全形体的健康，但往往在有了病时，因病轻而难于察知，让病邪滞留，逐渐发展，日益深沉，乃至深入骨髓。我为之甚感忧虑，我要想解除他们的痛苦，怎样办才好？

岐伯回答道：诊断疾病，应该先注意观察它所表现的症状：比如盐味是咸的，当贮藏在器具中的时候，看到渗出水来，这就是盐气外泄；比如琴弦将要断的时候，就会发出嘶破的声音；内部已溃的树木，其枝叶好像很繁茂，实际上外盛中空，极容易萎谢；人在疾病深重的时候，就会产生呃逆。人要是有了这样的现象，说明内脏已有严重破坏，药物和针灸都已失去治疗作用，因为皮肤肌肉受伤败坏，血气枯槁，就很难挽回了。

【原文】

帝曰：余念其痛，心为之乱惑，反甚其病，不可更代。百姓闻之，以为残贼，为之奈何？

岐伯曰：夫人生于地，悬命于天，天地合气，命之曰人。人能应四时者，天地为之父母；知万物者，谓之天子。天有阴阳，人有十二节；天有寒暑，人有虚实。能经天地阴阳之化者，不失四时；知十二节之理者，圣智不能欺也；能存八动之变，五胜更立；能达虚实之数者，独出独入，呿吟至微，秋毫在目。

【译文】

黄帝问：我非常同情病人的苦痛，心里却感到惴惴不安，因为治疗不当反而会使病势加重，又没有更好的方法来替代。人们看起来，会认为我残忍粗暴，究竟怎么办好呢？

岐伯回答道：人虽然生活在地面之上，但片刻也离不开天，天地之气相合，才产生了人。能够知道万物生长收藏的道理的人，那么万物就是他的生命之源；有条件承受和运用万物，那就是天子了。所以天有阴阳，人有十二骨节；天有寒暑，人有虚实盛衰。能够应天地阴阳的变化，不违背四时的规律，了解十二骨节的道理，就能明达事理，不会被疾病现象弄糊涂；掌握八风的演变、五行的衰旺，通达病人虚实的变化，就一定能有独到的见解，哪怕通过病人的呼吸呻吟等极微小的动态，也能够明察秋毫，洞明底细。

【原文】

帝曰：人生有形，不离阴阳；天地合气，别为九野，分为四时。月有大小，日有短长，万物并至，不可胜量，虚实呿吟，敢问其方？

岐伯曰：木得金而伐，火得水而灭，土得木而达，金得火而缺，水得土而绝。万物尽然，不可胜竭。故针有悬布天下者五，黔首共余食，莫知之也。一曰治神，二曰知养身，三曰知毒药为真，四曰制砭石小大，五曰知腑脏血气之诊。五法俱立，各有所先。今末世之刺也，虚者实之，满者泄之，此皆众工所共知也。若夫法天则地，随应而动，和之者若响，随之者若影。道无鬼神，独来独往。

【译文】

黄帝问：人生而有形，离不开阴阳；天地二气相合之后，从经纬上来讲，可以分为九野，从气候上来讲，可以分为四时。月行有小大，日行有短长，这都是阴阳消长变化的体现，天地间万物的生长变化更是不可胜数，根据患者微细呼吸及呻吟，就能判断出疾病的虚实变化。请问要运用什么方法呢？

岐伯道：治疗的方法，可以根据五行的变化来分析：木遇到金，就能折伐；火受到水，就能熄灭；土遇木，就能疏松；金遇到火，就能熔化；水遇到土，就能遏止。这种变化，万物都是一样，不胜枚举。所以有五种针法已向天下公布，但人们都弃余不顾，不懂得这些道理。所谓五种治法：一是要精神专一，二是要了解修养身体，三是要熟悉药物真正的性能，四要注意制取砭石的大小，五是要懂得脏腑血气的诊断方法。能够懂得这五种治法，就可以掌握缓急先后。近世运用针刺，一般用补法治虚，用泻法治实，这是大家都知道的。若能按照天地阴阳的道理，随机应变，那么疗效就能更好，如响之应，如影随形。医学的道理并没有什么神秘，只要懂得这些道理，就能运用自如了。

【原文】

帝曰：愿闻其道。

岐伯曰：凡刺之真，必先治神，五脏已定，九候已备，后乃存针。众脉不见，众凶弗闻。外内相得，无以形先，可玩往来，乃施于人。人有虚实，五虚勿近，五实勿远，至其当发，间不容瞚。手动若务，针耀而匀，静意视息，观适之变，是谓冥冥，莫知其形，见其乌乌，见其稷稷，徒见其飞，不知其谁，伏如横弩，起如发机。

帝曰：何如而虚？何如而实？

岐伯曰：刺虚者须其实，刺实者须其虚。经气已至，慎守勿失。深浅在志，远近若一。如临深渊，手如握虎，神无营于众物。

【译文】

　　黄帝道：我希望听你讲讲其中的道理。

　　岐伯道：针刺的正法，要先集中精神，待五脏虚实已经定，九候脉象已经预知，然后再下针。即使有人旁观，也要像看不见一样，有人喧嚣，也像听不见一样，同时还要色脉相参，不能单独以外形为依据，更要熟悉经脉血气往来的情况，才可施针于病人。病人有虚实之分，见到五虚，不可草率下针治疗，见到五实，不可轻易放弃针刺治疗，应该掌握针刺的时机，不然在瞬息之间就会错过机会。针刺时手的动作要专一协调，针要洁净而均匀，平心静意，看适当的时间，好像鸟一样集合，气盛之时，好像稷一样繁茂。气之往来，正如见鸟之飞翔，而无从捉摸其形迹的起落。所以用针之法，当气未至的时候，应该留针候气，正如横弩之待发；气应的时候，则当迅速起针，正如弩箭之疾出。

　　黄帝问：如何治疗虚证？如何治疗实证？

　　岐伯道：针刺治疗虚证，应该用补法；针刺治疗实证，应该用泻法。当针下感到经气至，则应慎重掌握，不失时机地运用补泻方法。针刺无论深浅，全在灵活掌握，取穴无论远近，候针取气的方法是一致的。针刺时必须精神专一，好像面临万丈深渊，小心谨慎，又好像手中捉着猛虎那样坚定有力，全神贯注，不为其他事物所分心。

八正神明论篇

【原文】

黄帝问曰：用针之服，必有法则焉，今何法何则？

岐伯对曰：法天则地，合以天光。

帝曰：愿卒闻之。

岐伯曰：凡刺之法，必候日月星辰，四时八正之气，气定乃刺之。是故天温日明，则人血淖液而卫气浮；天寒日阴，则人血凝泣而卫气沉。月始生，则血气始精，卫气始行；月郭满，则血气实，肌肉坚；月郭空，则肌肉减，经络虚，卫气去，形独居，是以因天时而调血气也。是以天寒无刺，天温无疑；月生无泻，月满无补；月郭空无治。是谓得时而调之。因天之序，盛虚之时，移光定位，正立而待之。故曰月生而泻，是谓重虚；月满而补，血气盈溢，络有留血，命曰重实；月郭空而治，是谓乱经。阴阳相错，真邪不别，沉以留止，外虚内乱，淫邪乃起。

【译文】

黄帝问道：用针的技术，必定有一定方法准则，那么究竟是什么方法、什么准则呢？

岐伯回答道：要取法于天地阴阳，并合以日月星辰之光来体会。

黄帝道：希望详尽地了解一下。

岐伯道：举凡针刺之法，必须观察日月星辰四时八正之气，气定了，才能运用针刺。如果气候温和，日光明亮，则人的血液流行滑润，而卫气浮于表，血容易泻，气容易行；气候寒冷，天气阴霾，则人的血行也滞涩不畅，而卫气沉于里。月亮初生的时候，血气开始流利，卫气开始畅行；月正圆的时候，则人体血气充实，肌肉坚实；月黑无光的时候，肌肉减弱，经络空虚，卫气衰减，形体独居。所以要顺着天时而调血气。因此天气寒冷，不要针刺；天气温和，不要迟缓；月亮初生的时候，不可用泻法；月亮正圆的时候，不可用补法；月黑无光的时候，不要进行治疗。这就是所谓顺天时调治气血的法则。按照天体运行的一定顺序，结合人血气的盛衰，来确定气的所在，并专心等待最佳治疗时机。所以说：月牙初生时而泻，就会使内脏虚弱；月正圆时而补，使血气充溢于表，以致络脉中血液留滞，这叫作重实；月黑无光的时候用针刺，就会扰乱经气，这叫作乱经。这样的治法必然引起阴阳相错，正气与邪气不分，使病变反而深入，致卫外的阳气虚竭，内守的阴气紊乱，病邪就要发生了。

【原文】

帝曰：星辰八正四时何候？

岐伯曰：星辰者，所以制日月之行也。八正者，所以候八风之虚邪，以时至者也；四时者，所以分春秋冬夏之气所在，以时调之也。八正之虚邪，而遇之勿犯也。以身之虚，而逢天之虚，两虚相感，其气至骨，入则伤五脏，工候救之，弗能伤也。故曰：天忌不可不知也。

【译文】

黄帝问：星辰、八正、四时怎么候察呢？

岐伯答道：星辰的方位，可以用来定出日月循行的度数。八节常气的交替，可以用来测出异常八方之风，是何时来的，是如何危害于人的。观察四时，可以分别春夏秋冬正常气候之所在，以便随时序来调养，可以避免八方不正之气候，不受其侵犯。假如虚弱的体质，再遭受自然界虚邪贼风的侵袭，两虚相感，邪气就可以侵犯筋骨，再深入一步，就可以伤害五脏。懂得气候变化治病的医生，就能及时挽救病人，不至于受到严重的伤害。所以说天时的宜忌，不可不知。

【原文】

帝曰：善。其法星辰者，余闻之矣，愿闻法往古者。

岐伯曰：法往古者，先知《针经》也。验于来今者，先知日之寒温，月之虚盛，以候气之浮沉，而调之于身，观其立有验也。观于冥冥者，言形气荣卫之不形于外，而工独知之。以日之寒温，月之虚盛，四时气之浮沉，参伍相合而调之。工常先见之，然而不形于外，故曰观于冥冥焉。通于无穷者，可以传于后世也，是故工之所以异也。然而不形见于外，故俱不能见也。视之无形，尝之无味，故谓冥冥，若神仿佛。虚邪者，八正之虚邪气也。正邪者，身形若用力，汗出，腠理开，逢虚风，其中人也微，故莫知其情，莫见其形。上工救其萌芽，必先见三部九候之气，尽调不败而救之，故曰上工。下工救其已成，救其已败。救其已成者，言不知三部九候之相失，因病而败之也。知其所在者，知诊三部九候之病脉处而治之。故曰守其门户焉，莫知其情而见邪形也。

【译文】

黄帝道：讲得真是太好了！关于取法于星辰的道理，我已经知道了，希望再听您讲讲怎样效法于古人。

岐伯回答道：效法古人，先要懂得《针经》。而想要在现在应用验证前人的针术，就必须先要知道日之寒温，月之盈亏，四时气候的浮沉，而用以调治于病人，就可以看到这种方法是确实有效的。所谓观察其冥冥，就是说荣卫气血的变化虽不显露于外，而医生却能懂得，他从日之寒温、月之盈亏、四时气候之浮沉等，进行综合分析，做出判断，然后进行调治。因此医生对于疾病，每有先见之明，然而疾病并未显露于外，所以说这是观察于冥冥。能够运用这种方法，通达各种事理，他的经验就可以流传于后世，这是学识经验丰富的医生不同于一般人的地方。然而病情是不显露在表面，所以一般人都不容易发现，看不到形迹，尝不出味道，所以叫作冥冥，好像神灵一般。虚邪，就是四时八节的虚邪贼风。正邪，就是人在劳累时汗出腠理开，偶尔遭受虚风。正邪伤人轻微，没有明显的感觉，也无明显病状表现，所以一般医生观察不出病情。医术高明的医生，在疾病初起，三部九候之脉气都调和而未败坏之时，就给以早期救治，所以称为"上工"。"下工"临证，是要等疾病已经形成，甚或至于恶化阶段，才进行治疗。所以说下工要等到病成阶段才能治疗，是因为不懂得三部九候的相得相失，致使疾病发展而恶化了。他所谓知道疾病所在，不过是知道三部九候病脉的部位罢了。所以这就像把守门户，已经陷入被动，原因是不了解病理，而只看见病的表面症状。

【原文】

帝曰：余闻补泻，未得其意。

岐伯曰：泻必用方。方者，以气方盛也，以月方满也，以日方温也，以身方定也。以息方吸而内针，乃复候其方吸而转针，乃复候其方呼而徐引针。故曰泻必用方，其气乃行焉。补必用员。员者行也，行者移也，刺必中其荣，复以吸排针也。故员与方，排针也。故养神者，必先知形之肥瘦，荣卫血气之盛衰。血气者，人之神，不可不谨养。

【译文】

黄帝道：我听说针刺有补、泻两种方法，但是不懂得它的意义。

岐伯道：泻法必须掌握一个"方"字。因为"方"就是病人邪气正盛，月亮正满，天气正温和，身体尚安定的时候；并且要在病人吸气的时候进针，等到他再吸气的时候转针，还要等到他呼气的时候慢慢地拔出针来。所以说泻必用方，才能发挥泻的作用，使邪气泄去而正气运行。补法必须掌握一个"圆"字。所谓"圆"，就是行气。行气就是导移其气以至病所，刺必中其荣分，还要在病人吸气时拔针。所谓"圆"与"方"，都要用排针之法。一个医术高超有修养的医生，必须明了病人形体的肥瘦，荣卫血气的盛衰。因为血气是人之神的物质基础，不可不谨慎地保养。

【原文】

帝曰：妙乎哉论也！合人形于阴阳四时，虚实之应，冥冥之期，其非夫子孰能通之？然夫子数言形与神，何谓形？何谓神？愿卒闻之。

岐伯曰：请言形，形乎形，目冥冥。问其所病，索之于经，慧然在前。按之不得，不知其情，故曰形。

帝曰：何谓神？

岐伯曰：请言神。神乎神，耳不闻，目明心开而志先，慧然独悟，口弗能言。俱视独见，适若昏，昭然独明，若风吹云，故曰神。三部九候为之原，九针之论不必存也。

【译文】

黄帝道：您讲得妙极了！把人身体的变化和阴阳四时虚实联系起来，虚实的感应，无形的病况，要不是先生，谁能够弄得懂呢！然而先生屡次说到形和神，究竟什么叫形？什么叫神？请您详尽地讲一讲。

岐伯道：请让我先来讲形。所谓形，就是反映在外的体征。即还没有对疾病看得很清楚，不过，问明发病的原因，再仔细诊察经脉的变化，病情就清楚地摆在面前了。要是按寻之仍不可得，那么便不容易知道其病情了。因外部有形迹可察才能知道病情，所以叫形。

黄帝问：那什么叫神呢?

岐伯回答：接下来我再讲讲神。所谓神，就是耳朵不听杂声，目不见异物，心志开朗，非常清楚地领悟其中的道理，但不能用语言表达。有如观察一个东西，大家都在看，但他运用望诊就能够独自看得真;又如在黑暗之中，大家都觉得很昏黑，但他运用望诊就能够昭然独明，好像风吹云散，所以叫作神。诊病时，若以三部九候为之本原，就不必拘泥于九针的理论了。

离合真邪论篇

【原文】

黄帝问曰：余闻九针九篇，夫子乃因而九之，九九八十一篇，余尽通其意矣。经言气之盛衰，左右倾移，以上调下，以左调右，有余不足，补泻于荣输，余知之矣。此皆荣卫之倾移，虚实之所生，非邪气从外入于经也。余愿闻邪气之在经也，其病人何如？取之奈何？

岐伯对曰：夫圣人之起度数，必应于天地，故天有宿度，地有经水，人有经脉。天地温和，则经水安静；天寒地冻，则经水凝泣；天暑地热，则经水沸溢；卒风暴起，则经水波涌而陇起。夫邪之入于脉也，寒则血凝泣，暑则气淖泽，虚邪因而入客，亦如经水之得风也。经之动脉，其至也亦时陇起，其行于脉中循循然，其至寸口中手也，时大时小，大则邪至，小则平，其行无常处，在阴与阳，不可为度，从而察之，三部九候，卒然逢之，早遏其路。吸则内针，无令气忤；静以久留，无令邪布；吸则转针，以得气为故；候呼引针，呼尽乃去；大气皆出，故命曰泻。

【译文】

黄帝问道：我听说九针有九篇，而夫子又在九篇的基础上发挥，演绎成为九九八十一篇，我已经完全领会它的精神了。《针经》上说的气之盛衰，左右偏盛，取上以调下，取左以调右，有余不足，在荣输之间进行补泻，我也懂得了。这些变化，都是由于荣卫的偏盛、气血虚实而形成的，并不是邪气侵入经脉而发生的病变。我现在希望知道邪气侵入经脉之时，病人的症状怎样？又怎样来治疗？

岐伯回答道：圣人制定治疗法则，必定应于天地自然的变化。所以天有二十八宿，地有十二条江河，人有十二条经脉，其间是互相影响，可以比类而论的。如天地之气温和，则江河之水安静平稳；天气寒冷，则水冰地冻，江河之水凝涩不流；天气酷热，则江河之水沸腾扬溢；要是暴风骤起，则使江河之水，波涛汹涌。因此，病邪侵入经脉，寒则使血行滞涩，热则使血气滑润流利，要是虚邪贼风侵入，就像江河之水遇到暴风一样，经脉的搏动会出现波涌隆起的现象。虽然血气同样依次在经脉中流动，但在寸口处按脉，指下就感到时大时小，大即表示病邪盛，小即表示病邪退。邪气运行，没有一定的位置，或在阴经或在阳经，就应该进一步，用三部九候的方法检查，一旦察觉邪气所在，应急早治疗，以阻止它的发展。治疗时应在吸气时进针，进针时勿使气逆，进针后要留针静候其气，不让病邪扩散；当吸气时转捻其针，以得气为目的；然后等病人呼气的时候，慢慢地起针；呼气尽时，将针取出。这样，大邪之气尽随针外泄，所以叫作泻。

【原文】

帝曰：不足者补之，奈何？

岐伯曰：必先扪而循之，切而散之，推而按之，弹而怒之，抓而下之，通而取之，外引其门，以闭其神。呼尽内针，静以久留，以气至为故。如待所贵，不知日暮，其气以至，适而自护，候吸引针，气不得出。各在其处，推阖其门，令神气存，大气留止，故命曰补。

【译文】

黄帝问：不足之虚证，如何用补法呢？

岐伯答道：先用手抚摸找到穴位，然后用手指按压穴位，使邪气消散，再揉按周围肌肤，进而用手指弹其穴位，令脉络怒张，左手掐正穴位，右手下针，待气脉流通再出针，出针时，右手拔针，左手按闭孔穴，不让正气外泄。进针方法，是在病人呼气将尽时进针，静候其气，稍久留针，以得气为目的。进针候气，要像等待贵客一样，忘掉时间的早晚，当得气时，要好好保护；等病人吸气时，拔出其针，那么气就不致外出了；出针以后，应在其孔穴上揉按，使针孔关闭，真气存内，大经之气留于营卫而不泄，这便叫作补。

【原文】

帝曰：候气奈何？

岐伯曰：夫邪去络入于经也，舍于血脉之中，其寒温未相得，如涌波之起也，时来时去，故不常在。故曰方其来也，必按而止之，止而取之，无逢其冲而泻之。真气者，经气也，经气太虚，故曰其来不可逢，此之谓也。故曰候邪不审，大气已过，泻之则真气脱，脱则不复，邪气复至，而病益蓄，故曰其往不可追，此之谓也。不可挂以发者，待邪之至时而发针泻矣，若先若后者，血气已尽，其病不可下。故曰知其可取如发机，不知其取如扣椎，故曰知机道者不可挂以发，不知机者扣之不发，此之谓也。

【译文】

黄帝问：如何候气呢？

岐伯答道：当邪气离开络脉而进入经脉，留于血脉之中，或寒或温，真邪尚未相合，所以脉气波动，忽起忽伏，时来时去，无有定处。所以说，邪气方来，必须按而止之，阻止它的发展，但不要在邪气正冲盛之时用针泻之。真气是经脉之气，正邪冲突而用泻法，反使经气大虚，所以说气虚的时候不可用泻，就是指此而言。因此，诊候邪气而不能审慎，当大邪之气已经过去，而用泻法，则反使真气虚脱；真气虚脱，则不能恢复，而邪气益甚，病就加重了。所以说，邪气已经随经而去，不可再用泻法，就是指此而言。阻止邪气，使用泻法，是间不容发的事，须待邪气初到的时候，随即下针去泻；在邪至之前，或在邪去之后用泻法，都是不适时的，非但不能去邪，反使血气受伤，病邪就不容易退了。所以说，懂得用针的，像拨动弩机一样，机智灵活；不善于用针的，就像敲击木椎，顽钝不灵了。所以说，识得机宜的，一刹那时毫不迟疑；不知机宜的，纵然时机已到，亦不会下针，就是指此而言。

【原文】

帝曰：补泻奈何？

岐伯曰：此攻邪也，疾出以去盛血，而复其真气。此邪新客，溶溶未有定处也，推之则前，引之则止，逆而刺之，温血也，刺出其血，其病立已。

【译文】

黄帝问：如何进行补泻呢？

岐伯回答道：补泻，当以攻邪为主。应该及时刺出盛血，以恢复正气，因为病邪刚刚侵入，流动未有定处，推之则前进，引之则留止，迎其气而泻之，以出其毒血，血出之后，病立即就会好。

【原文】

帝曰：善！然真邪以合，波陇不起，候之奈何？

岐伯曰：审扪循三部九候之盛虚而调之。察其左右上下相失及相减者，审其病脏以期之。不知三部者，阴阳不别，天地不分，地以候地，天以候天，人以候人，调之中府，以定三部。故曰刺不知三部九候，病脉之处，虽有大过且至，工不能禁也。诛罚无过，命曰大惑，反乱大经，真不可复。用实为虚，以邪为真，用针无义，反为气贼，夺人正气，以从为逆，荣卫散乱，真气已失，邪独内著，绝人长命，予人夭殃。不知三部九候，故不能久长。因不知合之四时五行，因加相胜，释邪攻正，绝人长命。邪之新客来也，未有定处，推之则前，引之则止，逢而泻之，其病立已。

【译文】

黄帝道：讲得太好了！假如到了病邪和真气并合以后，脉气不现波动，那么怎样诊察呢？

岐伯道：仔细扪按循摸，审察三部九候的盛衰虚实，以此来调治。而检查的方法，就是在它左右上下各部分，观察有无不相称或特别减弱的地方，就可以知道病在哪一脏腑，待其气至而刺之。假如不懂得三部九候，则阴阳不能辨别，上下也不能分清，更不知道从上部脉以诊察下，从上部脉以诊察上，从中部脉以诊察中，结合胃气多少有无来发现疾病在哪一部分。所以说，针刺而不知三部九候以了解病脉之处，则虽然有大邪为害，这个医生也没有办法事先防止。如果诛罚无过，不当泻而泻之，这就叫作大惑，反而扰乱脏腑经脉，使真气不能恢复。把实证当作虚证，邪气当作真气；用针毫无道理，反助邪气为害，剥夺病人正气；使顺证变成逆证；使病人荣卫散乱，真气散失，邪气独存于内，断送病人的性命，给病人带来莫大的祸殃，这种不知三部九候的医生，是不能够久长的，因为不知配合四时五行因加相胜的道理，会放过邪气，伤害正气，以致断绝病人性命。病邪侵入人体，没有定着一处，推它就向前，引它就阻止，迎其气而泻之，其病是立刻可以好的。

通评虚实论篇

【原文】

黄帝问曰：何谓虚实？

岐伯对曰：邪气盛则实，精气夺则虚。

帝曰：虚实何如？

岐伯曰：气虚者，肺虚也，气逆者，足寒也。非其时则生，当其时则死。余脏皆如此。

【译文】

黄帝问道：什么叫虚实？

岐伯回答道：所谓虚实，是指邪气和正气相比较而言的。如邪气方盛，就是实证；若精气不足，就是虚证。

黄帝问：虚实变化的情况怎样？

岐伯回答：以肺脏为例。肺主气，气虚的，是属于肺脏先虚；气逆的，上实下虚，两足必寒。肺虚弱不在相克的时令，其人可生；若遇相克之时，其人就要死亡。其他各脏的虚实情况亦可类推。

【原文】

帝曰：何谓重实？

岐伯曰：所谓重实者，言大热病，气热脉满，是谓重实。

【译文】

黄帝问：什么叫重实？

岐伯回答：所谓重实，如大热病人，邪气甚热，而脉象又盛满，内外俱实，便叫重实。

【原文】

帝曰：经络俱实何如？何以治之？

岐伯曰：经络皆实，是寸脉急而尺缓也，皆当治之。故曰：滑则从，涩则逆也。夫虚实者，皆从其物类始，故五脏骨肉滑利，可以长久也。

帝曰：络气不足，经气有余，何如？

岐伯曰：络气不足，经气有余者，脉口热而尺寒也。秋冬为逆，春夏为从，治主病者。

【译文】

黄帝问：经络俱实是怎样的情况？用什么方法治疗？

岐伯回答：所谓经络俱实，指的是寸口脉急而尺肤弛缓，经和络都应当治疗。所以说：凡是滑利的就有生机，为顺；涩滞的缺少生机，为逆。因为一般所谓虚实，人与物类相似，如万物有生气则滑利，万物欲死则枯涩。若一个人的五脏骨肉滑利，证明其精气充足，生气旺盛，便可以长寿。

黄帝问：络气不足，经气有余的情况怎样？

岐伯回答：所谓络气不足，经气有余，是指寸口脉滑而尺肤凉寒。秋冬之时发现这样的现象为逆，在春夏之时就为顺，治疗必须结合时令。

【原文】

帝曰：经虚络满，何如？

岐伯曰：经虚络满者，尺热满脉口寒涩也。此春夏死，秋冬生也。

帝曰：治此者奈何？

岐伯曰：络满经虚，灸阴刺阳；经满络虚，刺阴灸阳。

【译文】

黄帝问：经虚络满的情况怎样？

岐伯回答：所谓经虚络满，是指尺肤热而盛满，而寸口脉象迟而涩滞。这种现象，在春夏则死，在秋冬则生。

黄帝问：这两种病情应怎样治疗呢？

岐伯回答：络满经虚的，灸阴经刺阳经；经满络虚的，刺阴经灸阳经。

【原文】

帝曰：何谓重虚？

岐伯曰：脉虚、气虚、尺虚，是谓重虚。

帝曰：何以治之？

岐伯曰：所谓气虚者，言无常也；尺虚者，行步恇然；脉虚者，不象阴也。如此者，滑则生，涩则死也。

【译文】

黄帝问：什么叫重虚？

岐伯回答：脉虚、气虚、尺虚，称为重虚。

黄帝问：怎样辨别呢？

岐伯回答：所谓气虚，是由于精气虚夺，而语言低微，不能接续；所谓尺虚，是由于尺肤脆弱，而行动怯弱无力；所谓脉虚，是由于阴血虚少，不似有阴的脉象。所有具有上面这些现象的病人，可以总结说：脉象滑利的，虽病可生；脉象涩滞的，就要死亡了。

【原文】

帝曰：寒气暴上，脉满而实，何如？

岐伯曰：实而滑则生，实而逆则死。

帝曰：脉实满，手足寒，头热，何如？

岐伯曰：春秋则生，冬夏则死。脉浮而涩，涩而身有热者死。

帝曰：其形尽满，何如？

岐伯曰：其形尽满着，脉急大坚，尺涩而不应也。如是者，故从则生，逆则死。

【译文】

黄帝问：寒气突然上逆，脉象实满，它的预后会怎样呢？

岐伯回答：脉象实而滑利的，可生；脉象实而涩滞，这是逆象，会死。

黄帝问：脉象实满，手足寒冷，头部热的预后又怎样呢？

岐伯回答：这种病人，在春秋之时可生，若在冬夏便要死了。有一种脉象浮而涩，脉涩而身有发热的，亦会死。

黄帝问：身形肿满的将会怎样呢？

岐伯回答：所谓身形肿满的脉象急而大坚，而尺肤却涩滞，与脉不相适应。像这样的病情，从则生，逆则死。

【原文】

帝曰：何谓从则生，逆则死？

岐伯曰：所谓从者，手足温也；所谓逆者，手足寒也。

【译文】

黄帝问：什么叫从则生，逆则死？

岐伯回答：所谓从，就是手足温暖；所谓逆，就是手足寒冷。

【原文】

帝曰：乳子而病热，脉悬小者，何如？

岐伯曰：手足温则生，寒则死。

帝曰：乳子中风热，喘鸣肩息者，脉何如？

岐伯曰：喘鸣肩息者，脉实大也。缓则生，急则死。

【译文】

黄帝问：妇人新产而患热病，脉象悬小，她的预后怎样？

岐伯回答：手足温暖的可生，若手足厥冷，就要死亡。

黄帝问：妇人新产而感受风热，出现喘息有声、张口抬肩的症状，她的脉象怎样？

岐伯回答：喘息有声、张口抬肩的，脉象应当实大。要是脉象见缓和的，可生；要是实大而弦急，是胃气已绝，就要死亡。

【原文】

帝曰：肠澼便血，何如？

岐伯曰：身热则死，寒则生。

帝曰：肠澼下白沫，何如？

岐伯曰：脉沉则生，脉浮则死。

帝曰：肠澼下脓血，何如？

岐伯曰：脉悬绝则死，滑大则生。

帝曰：肠澼之属，身不热，脉不悬绝，何如？

岐伯曰：滑大者曰生，悬涩者曰死，以脏期之。

【译文】

黄帝问：肠澼中赤痢的，变化怎样？

岐伯回答：下痢兼发热的，则死；身寒不发热的，则生。

黄帝问：痢疾而下白沫的，变化怎样？

岐伯回答：脉沉则生，脉浮则死。

黄帝问：痢疾而下脓血的，变化怎样？

岐伯回答：脉悬绝者则主死，滑大者则主生。

黄帝问：痢疾病，身不发热，脉搏也不悬绝，预后如何？

岐伯回答：脉搏滑大者生；脉搏悬涩者死。五脏病各以相克的时日而预测死期。

【原文】

　　帝曰：癫疾何如？

　　岐伯曰：脉搏大滑，久自已；脉小坚急，死不治。

　　帝曰：癫疾之脉，虚实何如？

　　岐伯曰：虚则可治，实则死。

【译文】

　　黄帝问：癫疾的预后怎样？

　　岐伯回答：脉象搏而大滑，其慢慢地会自己痊愈；要是脉象小而坚急，是不治的死证。

　　黄帝问：癫疾之脉虚实变化怎样？

　　岐伯回答：脉虚的可治，脉实的主死。

【原文】

　　帝曰：消瘅虚实，何如？

　　岐伯曰：脉实大，病久可治；脉悬小坚，病久不可治。

【译文】

　　黄帝问：消渴病脉象的虚实怎样？

　　岐伯回答：脉象见实大，病程虽长久，可以治愈；假如脉象悬小而坚，病拖长了，那就不可治疗。

【原文】

　　帝曰：形度、骨度、脉度、筋度，何以知其度也？

　　帝曰：春亟治经络，夏亟治经俞，秋亟治六腑，冬则闭塞。闭塞者，用药而少针石也。所谓少针石者，非痈疽之谓也，痈疽不得顷时回。痛不知所，按之不应，乍来乍已，刺手太阴傍三痏与缨脉各二。掖痈大热，刺足少阳五；刺而热不止，刺手心主三，刺手太阴经络者大骨之会各三。暴痈筋缘，随分而痛，魄汗不尽，胞气不足，治在经俞。

【译文】

黄帝问：形度、骨度、脉度、筋度，怎样才测量出来呢？

黄帝说：春天治病大多取各经的络穴；夏天治病大多取各经的腧穴；秋天治病大多取六腑的合穴；冬天主闭藏，人体的阳气也闭藏于内，治病应多用药品，少用针刺砭石。但所谓少用针石，不包括痈疽等病在内；痈疽等病，是一刻也不可迟疑的。痈毒初起，不知它发在何处，摸又摸不出，时有疼痛，此时可针刺手太阴经穴三次，和颈部缨脉左右各二次。生掖痈的病人，周身高热，应该针刺足少阳经穴五次；针过以后，热仍不退，可针手厥阴心包经穴三次，针手太阴经的络穴和大骨之会各三次。急性的痈肿，筋肉挛缩，随着痈肿的发展而疼痛加剧，痛得厉害，汗出不止，这是由于膀胱经气不足，应该刺其经的腧穴。

【原文】

腹暴满，按之不下，取手太阳经络者，胃之募也，少阴俞去脊椎三寸傍五，用员利针。霍乱，刺俞傍五，足阳明及上傍三。刺痫惊脉五，针手太阴各五，刺经太阳五，刺手少阴经络傍者一，足阳明一，上踝五寸刺三针。

【译文】

腹部突然胀满，按之也不消减，应当取手太阳经的络穴，即胃的募穴和脊椎两旁三寸的少阴肾俞穴各针刺五次，用员利针。霍乱，应针肾俞旁志室穴五次，和足阳明胃俞及胃仓穴各三次。治疗癫痫惊风，要针五条经上的穴位，刺手太阴的经穴各五次，刺太阳的经穴各五次，刺手少阴通里穴傍的手太阳经支正穴一次，足阳明经之解溪穴一次，足踝上五寸的少阴经筑宾穴三次。

【原文】

凡治消瘅仆击，偏枯痿厥，气满发逆，肥贵人，则高粱之疾也。隔塞闭绝，上下不通，则暴忧之病也。暴厥而聋，偏塞闭不通，内气暴薄也。不从内，外中风之病，故瘦留著也。蹠跛，寒风湿之病也。

【译文】

举凡诊治消渴、中风仆倒、半身不遂、痿厥、气粗急、喘逆等病，如果是甘食美味的肥胖权贵人患这种病，则是由于偏嗜肉食厚味所造成的。凡是郁结不舒，气粗上下不通，都是暴怒或忧郁所引起的。突然厥逆，不知人事，耳聋，大小便不通，都是因为情志骤然激动，阳气上迫所致。有的病不从内发，而由于外中风邪，风邪留恋不去，伏而为热，消烁肌肉，着于肌肉筋骨之间。有的两脚偏跛，是由于风寒湿侵袭而成的疾病。

【原文】

　　黄帝曰：黄疸，暴痛，癫疾厥狂，久逆之所生也。五脏不平，六腑闭塞之所生也。头痛耳鸣，九窍不利，肠胃之所生也。

【译文】

　　黄帝说：黄疸、骤然剧痛、癫疾、厥狂等疾病，是经脉之气久逆于上而不下行所导致的。五脏不和，是六腑闭塞不通所造成的。头痛耳鸣，九窍不利，是肠胃的病变所引起的。

太阴阳明论篇

【原文】

黄帝问曰：太阴阳明为表里，脾胃脉也，生病而异者，何也？

岐伯对曰：阴阳异位，更虚更实，更逆更从，或从内，或从外，所从不同，故病异名也。

帝曰：愿闻其异状也。

岐伯曰：阳者，天气也，主外；阴者，地气也，主内。故阳道实，阴道虚。故犯贼风虚邪者，阳受之；食饮不节，起居不时者，阴受之。阳受之则入六腑，阴受之则入五脏。入六腑则身热不时卧，上为喘呼；入五脏则䐜满闭塞，下为飧泄，久为肠澼。故喉主天气，咽主地气。故阳受风气，阴受湿气。故阴气从足上行至头，而下行循臂至指端；阳气从手上行至头，而下行至足。故曰阳病者上行极而下，阴病者下行极而上。故伤于风者，上先受之；伤于湿者，下先受之。

【译文】

黄帝问道：太阴、阳明两经，互为表里，即脾胃二脉，而所生的疾病不同，是什么道理？

岐伯回答道：脾属阴经，胃属阳经，两条经在人体内循行的路线不同，其虚实顺逆也就各不相同，病或从内生，或从外入，发病原因也有差异，所以病名也就不同。

黄帝道：我希望听听它们不同的情况。

岐伯说道：阳气如同天气，主卫护于外；阴如地气，主营养于内。外邪有余多犯阳经，所以阳道常实；内伤不足多伤阴经，所以阴道易虚。凡是贼风虚邪伤人，外表阳气先受侵害；饮食起居失调，内在阴气先受损伤。阳分受邪，往往传入六腑；阴气受病，每多累及五脏。邪入六腑，可见发热不得安卧，气上逆而喘促；邪入五脏，则见脘腹胀满，闭塞不通，在下为大便泄泻，病久而产生痢疾。所以喉司呼吸而通天气，咽吞饮食而连地气。因此阳经易受风邪，阴经易感湿邪。手足三阴经脉之气，从足上行至头，再向下沿臂膊到达指端；手足三阳经脉之气，从手上行至头，再向下行到足。所以说，阳经的病邪，先上行至极点，再向下行；阴经的病邪，先下行至极点，再向上行。所以风邪为病，首先感受上部；湿邪成疾，首先侵害下部。

【原文】

帝曰：脾病而四支不用何也？

岐伯曰：四支皆禀气于胃，而不得至经，必因于脾，乃得禀也。今脾病不能为胃行其津液，四支不得禀水谷气，气日以衰，脉道不利，筋骨肌肉，皆无气以生，故不用焉。

【译文】

黄帝问：脾一有病就会导致四肢功能丧失，这是什么原因？

岐伯回答：四肢都从胃里接受谷物精微之气，但胃中精气不能直接到达四肢经脉，必须依赖脾气的传输，才能营养四肢。如今脾有病不能为胃输送水谷精气，四肢失去营养，则经气日渐衰减，经脉不能畅通，筋骨肌肉都得不到濡养，因此四肢便丧失正常的功能了。

【原文】

帝曰：脾不主时何也？

岐伯曰：脾者土也，治中央，常以四时长四脏，各十八日寄治，不得独主于时也。脾脏者常著胃土之精也，土者生万物而法天地，故上下至头足，不得主时也。

【译文】

黄帝问：脾脏不能单独主旺一个时季，是什么原因？

岐伯回答道：脾属土居于中央，分旺于四时以长养四脏，在四季之末各寄旺十八日，故脾不单独主旺于一个时季。由于脾脏经常为胃土传输水谷精气，如天地养育万物一样是不可或缺的，因此它能从上到下，从头到足，输送水谷之精于全身各部分，而不专主旺于一个时季。

【原文】

帝曰：脾与胃以膜相连耳，而能为之行其津液何也？

岐伯曰：足太阴者，三阴也。其脉贯胃属脾络嗌，故太阴为之行气于三阴。阳明者表也，五脏六腑之海也，亦为之行气于三阳。脏腑各因其经而受气于阳明，故为胃行其津液。四支不得禀水谷气，日以益衰，阴道不利，筋骨肌肉无气以生，故不用焉。

【译文】

黄帝道：脾与胃通过一膜相连，而脾能为胃转输津液，这是什么原因？

岐伯回答道：足太阴脾经，就是三阴经，其经脉环绕于胃，连属于脾，联络咽喉，故脾能把胃中水谷之精气输送到手足三阴经；足阳明胃经，为脾经之表，是供给五脏六腑营养之处，故胃也能将太阴之气输送到手足三阳经。五脏六腑各通过脾经以接受胃中的精气，所以说脾能为胃运行津液。如四肢得不到水谷精气的滋养，精气便日趋衰减，脉道不通，筋骨肌肉都失却营养，因而也就丧失正常的功用了。

阳明脉解篇

【原文】

黄帝问曰：足阳明之脉病，恶人与火，闻木音则惕然而惊，钟鼓不为动。闻木音而惊，何也？愿闻其故。

岐伯对曰：阳明者，胃脉也。胃者，土也。故闻木音而惊者，土恶木也。

帝曰：善。其恶火何也？

岐伯曰：阳明主肉，其脉血气盛，邪客之则热，热甚则恶火。

帝曰：其恶人，何也？

岐伯曰：阳明厥则喘而惋，惋则恶人。

【译文】

黄帝问道：足阳明的经脉发生病变，厌恶人声与火光，听到木器响动的声音就受惊，但听到敲打钟鼓的声音却不为所动。为什么听到木音就惊惕？我希望听听其中道理。

岐伯回答道：足阳明是胃的经脉，胃属土。所以听到木音而惊惕，是因为土恶木克。

黄帝问：好！那么厌恶火是什么原因呢？

岐伯回答说：足阳明经主肌肉，其经脉多血多气，外邪侵袭则发热，热甚则所以恶火。

黄帝问：厌恶见人又是什么道理？

岐伯回答说：足阳明经气上逆，则呼吸喘促，心中郁闷，所以不喜欢见人。

【原文】

帝曰：或喘而死者，或喘而生者，何也？

岐伯曰：厥逆连脏则死，连经则生。

【译文】

黄帝问：有的阳明厥逆喘促而死，有的虽喘促而不死，这是为什么呢？

岐伯回答说：经气厥逆若累及内脏，则病深重而死；若仅连及外在的经脉，则病轻浅，可生。

【原文】

帝曰：善！病甚则弃衣而走，登高而歌，或至不食数日，逾垣上屋，所上之处，皆非其素所能也，病反能者，何也？

岐伯曰：四支者，诸阳之本也。阳盛则四支实，实则能登高也。

帝曰：其弃衣而走者，何也？

岐伯曰：热盛于身，故弃衣欲走也。

帝曰：其妄言骂詈，不避亲疏而歌者，何也？

岐伯曰：阳盛则使人妄言骂詈，不避亲疏，而不欲食，不欲食，故妄走也。

【译文】

黄帝道：好！病人病重之时，把衣服脱掉乱跑乱跳，登上高处狂叫唱歌，或者数日不进饮食，并能够越墙上屋，而所登上之处，都是其平素所不能的，有了病反而能够上去，这是为什么呢？

岐伯道：四肢是阳气的根本。阳气盛则四肢充实，所以能够登高。

黄帝问：其脱掉衣服而到处乱跑，为什么？

岐伯道：身体热盛，所以脱掉衣服乱跑。

黄帝问：其胡言乱语骂人，不避亲疏而胡乱唱歌，是什么原因？

岐伯道：阳热亢盛，使病人其神志失常，胡言乱语，斥骂别人，不避亲疏，并且不想吃饭，所以到处乱跑。

评热病论篇

【原文】

黄帝问曰：有病温者，汗出辄复热，而脉躁疾不为汗衰，狂言不能食，病名为何？

岐伯对曰：病名阴阳交，交者死也。

帝曰：愿闻其说。

岐伯曰：人所以汗出者，皆生于谷，谷生于精，今邪气交争于骨肉而得汗者，是邪却而精胜也。精胜则当能食而不复热。复热者，邪气也；汗者，精气也。今汗出而辄复热者，是邪胜也，不能食者，精无裨也，病而留者，其寿可立而倾也。且夫《热论》曰：汗出而脉尚躁盛者死。今脉不与汗相应，此不胜其病也，其死明矣。狂言者，是失志，失志者死。今见三死，不见一生，虽愈必死也。

【译文】

黄帝问道：有患温热病的人，汗出之后，随即又发热，脉象急疾躁动，其病势不仅没有因汗出而衰减，反而出现言语狂乱、不进饮食，这叫什么病？

岐伯回答说：这种病叫阴阳交，阴阳交是死证。

黄帝道：我想听听其中的道理。

岐伯道：人体之所以能出汗，是因为水谷入胃，化生精微。如今，邪气与正气相交争于骨肉之间，能够得到汗出的是邪气退而精气胜，精气胜的应当能进饮食而不再发热。复发热是邪气尚留，汗出是精气胜邪，现在汗出后又复发热，是邪气胜过精气。不进饮食，则精气得不到继续补益，邪热又逗留不去，这样发展下去，病人的生命就会立即面临危险。《热论》中也曾说：汗出而脉仍躁盛，是死证。现在其脉象不与汗出相应，是精气已经不能胜过邪气，死亡的征象已是很明显的了。况且狂言乱语是神志失常，神志失常是死证。现在已出现了三种死证，却没有一点生机，病情虽可能因汗出而暂时缓解，但必死无疑。

【原文】

帝曰：有病身热，汗出烦满，烦满不为汗解，此为何病？

岐伯曰：汗出而身热者，风也；汗出而烦满不解者，厥也。病名曰风厥。

帝曰：愿卒闻之。

岐伯曰：巨阳主气，故先受邪，少阴与其为表里也，得热则上从之，从之则厥也。

帝曰：治之奈何？

岐伯曰：表里刺之，饮之服汤。

【译文】

黄帝问：有的病人全身发热，汗出，烦闷，其烦闷并不因汗出而缓解，这是什么病呢？

岐伯回答说：汗出而全身发热，是由于感受了风邪；汗出而烦闷不解，是由于下气上逆所致，病名叫风厥。

黄帝道：希望您能详尽地讲一讲。

岐伯道：太阳经主宰一身之阳气，主人一身之表，所以太阳经首先感受风邪的侵袭。少阴与太阳相为表里，表病则里必应之，少阴受太阳发热的影响，其气亦从之而上逆，上逆便称为厥。

黄帝问：应该如何治疗呢？

岐伯答道：治疗时应并刺太阳、少阴表里两经，即刺太阳以泻风热之邪，刺少阴以降上逆之气，并内服汤药。

【原文】

帝曰：劳风为病，何如？

岐伯曰：劳风法在肺下。其为病也，使人强上冥视，唾出若涕，恶风而振寒，此为劳风之病。

帝曰：治之奈何？

岐伯曰：以救俯仰，巨阳引。精者三日，中年者五日，不精者七日。咳出青黄涕，其状如脓，大如弹丸，从口中若鼻中出，不出则伤肺，伤肺则死也。

【译文】

黄帝问：劳风的病情是怎样的呢？

岐伯答道：劳风的受邪部位常在肺下，其发病的症状，是人头项强直，头昏目眩而视物不清，唾出黏痰似涕，恶风而寒栗，这就是劳风病。

黄帝问：应当如何治疗呢？

岐伯答道：先要引导太阳经气，疏通郁闭，以通利肺气，使胸中通畅，俯仰自如。青年人，可三日而愈；中年人，须五日可愈；老年人，须七日始愈。这种病人，咳出青黄色黏痰，其状似脓，凝结成块，大小如弹丸，应使痰从口中或鼻中排出，如果不能排出，则伤其肺，肺伤则死。

【原文】

帝曰：有病肾风者，面胕痝然壅，害于言，可刺不？

岐伯曰：虚不当刺，不当刺而刺，后五日，其气必至。

帝曰：其至何如？

岐伯曰：至必少气时热，时热从胸背上至头，汗出手热，口干苦渴，小便黄，目下肿，腹中鸣，身重难以行，月事不来，烦而不能食，不能正偃，正偃则咳，病名曰风水，论在《刺法》中。

【译文】

黄帝问：有患肾风的人，面部水肿，目下壅起，妨害言语，这种病可以用针刺治疗吗？

岐伯答道：虚证不能用刺。如果不应当刺而误刺，必伤其真气，使其脏气虚，五天以后，则病气复至而病势加重。

黄帝问：病气至时情况怎样呢？

岐伯答道：邪气到来之时，病人通常会出现气短，时常发热，时常觉得热从胸背上至头，汗出手热，口中干渴，小便色黄，目下水肿，腹中鸣响，身体沉重，行动困难。如患者是妇女则月经闭止，心烦而不能饮食，不能仰卧，仰卧就咳嗽得很厉害，此病叫风水，在《刺法》中有所论述。

【原文】

帝曰：愿闻其说。

岐伯曰：邪之所凑，其气必虚，阴虚者，阳必凑之，故少气时热而汗出也。小便黄者，少腹中有热也。不能正偃者，胃中不和也。正偃则咳甚，上迫肺也。诸有水气者，微肿先见于目下也。

帝曰：何以言？

岐伯曰：水者，阴也；目下，亦阴也；腹者，至阴之所居，故水在腹者，必使目下肿也。真气上逆，故口苦舌干，卧不得正偃，正偃则咳出清水也。诸水病者，故不得卧，卧则惊，惊则咳甚也。腹中鸣者，病本于胃也。薄脾则烦不能食。食不下者，胃脘膈也。身重难以行者，胃脉在足也。月事不来者，胞脉闭也。胞脉者，属心而络于胞中。今气上迫肺，心气不得下通，故月事不来也。

帝曰：善。

【译文】

黄帝道：我想听听其中的道理。

岐伯道：邪气侵犯人体，是由于他的正气必定虚弱。肾阴不足，风阳便乘虚侵入，因此呼吸少气，时时发热而汗出。小便色黄，是因为腹中有热。不能仰卧，是体内水气上乘于胃，而胃中不和。仰卧则咳嗽加剧，是因为水气上迫于肺。

凡是有水气病的，目下部先出现微肿。

黄帝问：为什么这样说？

岐伯答道：水属阴，目下也属阴，腹部为至阴脾脏所居之处，所以腹中有水的，必使目下部位微肿。水邪之气上逆于心，迫使心火之气上逆，所以口苦舌干，不能仰卧，仰卧则水气上逆而咳出清水。凡是有水气病的人，都因水气上乘于胃而不能卧，卧则水气上逆于心而惊，使咳嗽加剧。腹中鸣响，是胃肠中有水气窜动，其病本在于胃。若水迫于脾，则心烦不能进食。饮食不进，是水气阻隔于胃脘。身体沉重而行动困难，是因为胃的经脉下行于足部，水气随经下流所致。妇女月经不来，是因为水气阻滞，胞脉闭塞不通。胞脉属于心而下络于胞中，现水气上迫于肺，使心气不得下通，所以胞脉闭而月经不来。

黄帝道：说得太好了！

逆调论篇

【原文】

黄帝问曰：人身非常温也，非常热也，为之热而烦满者，何也？

岐伯对曰：阴气少而阳气胜，故热而烦满也。

帝曰：人身非衣寒也，中非有寒气也，寒从中生者，何？

岐伯曰：是人多痹气也，阳气少，阴气多，故身寒如从水中出。

【译文】

黄帝问：人的体温不因衣服穿得多而温热，然而，有的人出现发热、烦闷，这是什么道理呢？

岐伯回答说：这是由于阴气少而阳气胜，因此发热而烦闷。

黄帝问：有的人穿的衣服并不单薄，也不是因为体内有寒气，却总觉得寒气从内而生，这是什么道理呢？

岐伯回答说：是因为这种人多痹气，阳气虚弱而阴气偏盛，所以经常感觉身体发冷，如同从冷水中出来一样。

【原文】

帝曰：人有四支热，逢风寒如炙如火者，何也？

岐伯曰：是人者，阴气虚，阳气盛。四支者阳也。两阳相得而阴气虚少，少水不能灭盛火，而阳独治。独治者，不能生长也，独胜而止耳。逢风而如炙如火者，是人当肉烁也。

【译文】

黄帝问：有的人四肢发热，一遇风寒，便觉得身如热火熏炙一样，这是什么道理呢？

岐伯回答说：这种人，阴气虚弱，阳气偏盛。四肢属阳，风邪也属阳，属阳的四肢感受属阳的风邪，是两阳相并，则阳气更加亢盛；阳气益盛则阴气日益虚少，衰少的阴气不能熄灭旺盛的阳火，形成了阳气独旺的局面。阳气独旺，便不能生长，因阳气独生而生机停止。所以这种四肢热逢风而热得如炙如火的，其人必然肌肉逐渐消瘦。

【原文】

帝曰：人有身寒，汤火不能热，厚衣不能温，然不冻栗，是为何病？

岐伯曰：是人者，素肾气胜，以水为事，太阳气衰，肾脂枯不长，一水不能胜两火。肾者水也，而生于骨，肾不生则髓不能满，故寒甚至骨也。所以不能冻栗者，肝一阳也，心二阳也，肾孤脏也，一水不能胜二火，故不能冻栗，病名曰骨痹，是人当挛节也。

【译文】

黄帝问：有的人身体寒凉，即使用汤火也不能使之热，多穿衣服也不能使之温，却并不恶寒战栗，这是什么病呢？

岐伯回答说：这种人平时肾气偏胜，又从事水中作业，致水寒之气偏盛，而太阳之阳气偏衰，太阳之阳气衰则肾之枯竭不长。肾是水脏，主生长骨髓，肾脂不生则骨髓不能充满，故寒冷至骨。其所以不战栗，是因为肝是一阳，心是二阳，一个独阴的肾水，胜不过心肝二阳之火，所以虽寒冷，但不战栗，这种病叫"骨痹"，病人必定骨节拘挛。

【原文】

帝曰：人之肉苛者，虽近衣絮，犹尚苛也，是谓何疾？

岐伯曰：荣气虚，卫气实也，荣气虚则不仁，卫气虚则不用，荣卫俱虚，则不仁且不用，肉如故也。人身与志不相有，曰死。

【译文】

黄帝问：有的人皮肉麻木沉重，即使穿上棉衣仍然不减，这是什么病呢？

岐伯回答说：荣气虚而卫气实所致。荣气虚弱则皮肉麻木不仁，卫气虚弱则肢体不能举动，荣气、卫气都虚弱，则麻木不仁，又举动不便，肌肉更加麻木沉重。人的形体与神志不能相互适应，就要死亡。

【原文】

帝曰：人有逆气不得卧而息有音者；有不得卧而息无音者；有起居如故而息有音者；有得卧，行而喘者；有不得卧，不能行而喘者；有不得卧，卧而喘者。皆何脏使然？愿闻其故。

岐伯曰：不得卧而息有音者，是阳明之逆也。足三阳者下行，今逆而上行，故息有音也。阳明者胃脉也，胃者六腑之海，其气亦下行。阳明逆，不得从其道，故不得卧也。《下经》曰："胃不和，则卧不安。"此之谓也。夫起居如故而息有音者，此肺之络脉逆也，络脉不得随经上下，故留经而不行，络脉之病人也微，故起居如故而息有音也。夫不得卧，卧则喘者，是水气之客也。夫水者，循津液而流也，肾者水脏，主津液，主卧与喘也。

帝曰：善。

【译文】

黄帝问：患有气逆的病人，有的不能平卧，而且呼吸有喘鸣声；有的虽然不能平卧呼吸却没有喘鸣声；有的起居如常而呼吸有声；有的能够安卧，行动则气喘；有的不能安卧，也不能行动而气喘；有的不能安卧，卧则气喘。是哪些脏腑发病，使之这样呢？我想知道是什么缘故。

岐伯回答说：不能平卧而呼吸有声的，是阳明经脉之气上逆所致。足三阳经脉之气，原本都是下行的，但现在足阳明经脉之气上逆而行，所以呼吸有声。阳明是胃脉，胃是六腑之海，胃气亦以下行为顺，若阳明经脉之气逆，胃气便不得循常道而下行，所以不能平卧。《下经》曾说："胃不和，则卧不安。"就是这个意思。若起居如常而呼吸有声的，这是由于肺之脉络不顺，络脉之气不能随着经脉之气上下，因此其气留滞于经脉而不行于络脉。但络脉生病是比较轻微的，所以虽呼吸不利有声，但起居如常。若不能安卧，卧则气喘的，是由于水气侵犯肺所致。水气是循着津液流行的道路而流动的。肾是水脏，主司津液，今肾病不能主水，水气上逆而犯肺，则人气喘而不能平卧。

黄帝说：讲得太好了！

气厥论篇

黄帝问曰：五脏六腑，寒热相移者，何？

岐伯曰：肾移寒于脾，痈肿少气。脾移寒于肝，痈肿筋挛。肝移寒于心，狂隔中。心移寒于肺，肺消，肺消者，饮一溲二，死不治。肺移寒于肾，为涌水，涌水者，按腹不坚，水气客于大肠，疾行则鸣濯濯，如囊裹浆，水之病也。脾移热于肝，则为惊衄。肝移热于心，则死。心移热于肺，传为鬲消。肺移热于肾，传为柔痓。肾移热于脾，传为肠澼，死不可治。胞移热于膀胱，则癃溺血。膀胱移热于小肠，鬲肠不便，上为口糜。小肠移热于大肠，为虙瘕，为沉。大肠移热于胃，善食而瘦，谓之食亦。胃移热于胆，亦曰食亦。胆移热于脑，则辛頞鼻渊，鼻渊者，浊涕下不止也，传为衄蔑瞑目。故得之气厥也。

【译文】

黄帝问：五脏六腑的寒热互相转移的情况，是怎样的？

岐伯回答说：肾移寒于脾，则病浮肿而气短。脾移寒于肝，则病痈肿而筋挛。肝移寒于心，则病发狂而胸中隔塞。心移寒于肺，则为肺消；肺消病的症状是饮水一分，小便要排二分，属无法治疗的死证。肺移寒于肾，则为涌水；涌水病的症状是腹部按之不甚坚硬，但因水气留居于大肠，故快走时肠中濯濯鸣响，如皮囊装水样，这是水气之病。脾移热于肝，则病惊骇和鼻衄。肝移热于心，则引起死亡。心移热于肺，日久则为膈消。肺移热于肾，日久则为柔痓。肾移热于脾，日久渐成虚损；若再患肠澼，便成为无法治疗的死证。胞移热于膀胱，则病小便不利和尿血。膀胱移热于小肠，使肠道隔塞，大便不通，热气上行，以致口舌糜烂。小肠移热于大肠，则热结不散，成为伏瘕，或为痔疮。大肠移热于胃，则使人饮食增加而体瘦无力，病称为食㑊。胃移热于胆，也叫作食㑊。胆移热于脑，则鼻梁内感觉辛辣而成为鼻渊，鼻渊的症状，是常鼻流浊涕不止，日久可致鼻中流血，两目不明。以上诸证，皆是由于寒热之气厥逆，在脏腑中互相移支而引起的。

咳论篇

【原文】

黄帝问曰：肺之令人咳，何也？

岐伯对曰：五脏六腑皆令人咳，非独肺也。

帝曰：愿闻其状。

岐伯曰：皮毛者，肺之合也。皮毛先受邪气，邪气以从其合也。其寒饮食入胃，从肺脉上至于肺则肺寒，肺寒则外内合邪，因而客之，则为肺咳。五脏各以其时受病，非其时，各传以与之。人与天地相参，故五脏各以治时感于寒则受病。微则为咳，甚者为泄为痛。乘秋则肺先受邪，乘春则肝先受之，乘夏则心先受之，乘至阴则脾先受之，乘冬则肾先受之。

【译文】

黄帝问：肺能使人咳嗽，这是什么原因？

岐伯回答道：五脏六腑都能使人咳嗽，不单单是肺能使人咳嗽。

黄帝道：希望听听具体的情况。

岐伯说道：皮毛主表，与肺是相配合的。皮毛先感受了

寒气，寒气就会影响到肺脏。再由于吃了寒冷饮食，寒气在
胃循着肺脉上于肺，引起肺寒，这样就使内外寒邪相合，停
留于肺脏，从而成为肺咳。至于五脏六腑之咳，是五脏各在
其所主的时令受病，并非在肺的主时受病，而是各脏之病传
给肺的。人和自然界是相应的，因此五脏在其所主的时令受
了寒邪，使能得病。若轻微的，则发生咳嗽；严重的，寒气
入里就成为腹泻、腹痛。所以当秋天的时候，肺先受邪；当
春天的时候，肝先受邪；当夏天的时候，心先受邪；当长夏
太阴主时，脾先受邪；当冬天的时候，肾先受邪。

【原文】

帝曰：何以异之？

岐伯曰：肺咳之状，咳而喘，息有音，甚则唾血。心
咳之状，咳则心痛，喉中介介如梗状，甚则咽肿喉痹。肝咳
之状，咳则两胁下痛，甚则不可以转，转则两胠下满。脾咳
之状，咳则右胁下痛，阴阴引肩背，甚则不可以动，动则咳
剧。肾咳之状，咳则腰背相引而痛，甚则咳涎。

【译文】

黄帝问：这些咳嗽该如何区别呢？

岐伯说：肺咳的症状，咳嗽时喘息而有声，严重的还会
唾血。心咳的症状，咳嗽时心痛，喉中好似有东西阻塞一样，
甚至咽喉肿痛闭塞。肝咳的症状，咳则两侧肋下疼痛，甚至
痛得不能转侧，转侧则两胁下胀满。脾咳的症状，咳则右胁
下疼痛，并隐隐然疼痛牵引肩背，甚至不可以动，一动就会

使咳嗽加剧。肾咳的症状，咳则腰背互相牵引作痛，甚至咳出粘沫来。

【原文】

帝曰：六腑之咳奈何？安所受病？

岐伯曰：五脏之久咳，乃移于六腑。脾咳不已，则胃受之；胃咳之状，咳而呕，呕甚则长虫出。肝咳不已，则胆受之；胆咳之状，咳呕胆汁。肺咳不已，则大肠受之；大肠咳状，咳而遗矢。心咳不已，则小肠受之；小肠咳状，咳而失气，气与咳俱失。肾咳不已，则膀胱受之；膀胱咳状，咳而遗溺。久咳不已，则三焦受之；三焦咳状，咳而腹满，不欲食饮。此皆聚于胃，关于肺，使人多涕唾而面浮肿气逆也。

帝曰：治之奈何？

岐伯曰：治脏者，治其俞；治腑者，治其合；浮肿者，治其经。

帝曰：善。

【译文】

黄帝问：六腑咳嗽的症状怎样？是怎样得病的呢？

岐伯回答说：五脏咳嗽，日久不愈，就会转移到六腑了。脾咳不愈，则胃就会受病；胃咳的症状，咳而呕吐，甚至呕出蛔虫。肝咳不愈，则胆就受病，胆咳的症状是咳嗽而呕吐胆汁。肺咳不愈，则大肠受病，大肠咳的症状，咳嗽而大便失禁。心咳不愈，则小肠受病，小肠咳的症状是咳嗽而放屁，而且往往是咳嗽与放屁同时出现。肾咳不愈，则膀胱受病；

膀胱咳的症状，咳嗽而遗尿。以上各种咳嗽，如经久不愈，则使三焦受病，三焦咳的症状，咳而腹满，不想饮食。凡此咳嗽，不论由于哪一脏腑的病变，其邪必聚于胃，并循着肺的经脉而影响肺，使人多痰涕，面部水肿，咳嗽气逆。

黄帝问：应当如何治疗呢？

岐伯回答说：治疗五脏的咳嗽，取其腧穴；治六腑的咳嗽，取其合穴；举凡咳而水肿的，取有关脏腑的经穴。

黄帝道：讲得太好了！

病能论篇

【原文】

黄帝问曰：人病胃脘痈者，诊当何如？

岐伯对曰：诊此者，当候胃脉，其脉当沉细，沉细者气逆，逆者人迎甚盛，甚盛则热；人迎者胃脉也，逆而盛，则热聚于胃口而不行，故胃脘为痈也。

【译文】

黄帝问：病人有患胃脘痈病的，应该如何诊断呢？

岐伯回答说：诊断此病，应当先诊他的胃脉，其脉象必然沉细，沉细主胃气上逆，上逆则人迎脉过盛，过盛则有热。人迎脉属于胃脉，胃气逆则跳动过盛，说明热气聚集于胃口而不得散发，所以胃脘发生痈肿。

【原文】

帝曰：善。人有卧而有所不安者，何也？

岐伯曰：脏有所伤，及精有所之寄则安，故人不能悬其病也。

帝曰：人之不得偃卧者，何也？

岐伯曰：肺者，脏之盖也。肺气盛则脉大，脉大则不得偃卧。论在《奇恒阴阳》中。

【译文】

黄帝道：好。有人睡卧不能安宁的，是什么原因呢？

岐伯回答说：因为五脏有所伤及，要等到损伤恢复，精神有所寄托，睡卧才能安宁，所以不消除病因，便不能断绝这种病。

黄帝问：有人不能仰卧，这是什么原因呢？

岐伯回答：肺为五脏的华盖，如果肺脏为邪气所犯，邪气盛于内则肺的脉络胀大，就不能仰卧。在《奇恒阴阳》中有这方面的论述。

【原文】

帝曰：有病厥者，诊右脉沉而紧，左脉浮而迟，不然病主安在？

岐伯曰：冬诊之，右脉固当沉紧，此应四时；左脉浮而迟，此逆四时。在左当主病在肾，颇关在肺，当腰痛也。

帝曰：何以言之？

岐伯曰：少阴脉贯肾络肺，今得肺脉。肾为之病，故肾为腰痛之病也。

【译文】

黄帝问：有患气逆的，诊得右脉沉而紧，左脉浮而迟，不知主病在何处？

岐伯回答说：冬天诊察其脉象，右脉本来应当沉紧，这是和四时相应的正常脉象，左脉浮迟，则是逆四时的反常脉象，此脉出现在左手，表明疾病在肾，与肺脏也有关联，故当有腰痛的症状。

黄帝问：为什么这样说呢？

岐伯回答说：足少阴的经脉贯肾络于肺，现于冬季肾脉部位诊得浮迟的肺脉，是肾气不足的表现，虽与肺有关，但主要是肾病，故肾病当主为腰痛。

【原文】

帝曰：善！有病颈痈者，或石治之，或针灸治之，而皆已，其真安在？

岐伯曰：此同名异等者也。夫痈气之息者，宜以针开除去之，夫气盛血聚者，宜石而写之，此所谓同病异治也。

【译文】

黄帝道：好。对于患颈部痈病的人，或用砭石治疗，或用针灸治疗，都能治好，其治愈的道理何在？

岐伯回答说：这是病名虽同而病变的机理不同的缘故。颈痈属于气滞不行的，宜用针刺开导以除去其病，若是气盛壅滞而血液结聚形成痈肿，宜用砭石以泻其瘀血，这就是所谓同病异治。

【原文】

帝曰：有病怒狂者，此病安生？

岐伯曰：生于阳也。

帝曰：阳何以使人狂？

岐伯曰：阳气者，因暴折而难决，故善怒也，病名曰阳厥。

帝曰：何以知之？

岐伯曰：阳明者常动，巨阳少阳不动，不动而动大疾，此其候也。

【译文】

黄帝问：有患发怒狂躁病的，是怎样发生的呢？

岐伯回答说：是由于阳气逆乱。

黄帝问：阳气逆乱为何会使人发狂？

岐伯回答说：阳气因为受到突然强烈的刺激，郁而不畅，气厥而上逆，因而使人善怒发狂，由于此病为阳气厥逆所生，故称之为"阳厥"。

黄帝问：如何知道是阳气受病呢？

岐伯回答说：通常，足阳明经脉是常动不休的，太阳、少阳脉是不甚搏动的，现在不甚搏动的太阳、少阳经脉反而搏动得大而急疾，这就是病生于阳气的征象。

【原文】

帝曰：治之奈何？

岐伯曰：夺其食即已。夫食入于阴，长气于阳，故夺其食即已。使之服以生铁洛为饮。夫生铁洛者，下气疾也。

【译文】

黄帝问：应当如何治疗呢？

岐伯回答说：只要禁止病人饮食就可以了。因为饮食经过脾阴的运化，能够助长阳气，所以禁止病人的饮食，使过盛的阳气得以衰少，病就可以痊愈。同时，再给以生铁落煎水服之，因为生铁落有降气开结的作用。

【原文】

帝曰：善！有病身热解堕，汗出如浴，恶风少气，此为何病？

岐伯曰：病名曰酒风。

帝曰：治之奈何？

岐伯曰：以泽泻、术各十分，麋衔五分，合，以三指撮，为后饭。

【译文】

黄帝说：讲得太好了！有病人全身发热，四肢懈怠无力，汗出像洗澡一样，怕风，呼吸短而不畅，这是什么病呢？

岐伯回答说：这种病叫酒风。

黄帝问：应当如何治疗呢？

岐伯回答说：用泽泻和白术各十分，麋衔五分，合研为末，每次服三指撮的量，在饭前服下。

【原文】

所谓深之细者，其中手如针也，摩之切之，聚者坚也，博者大也。《上经》者，言气之通天也；《下经》者，言病之变化也；《金匮》者，决死生也；《揆度》者，切度之也；《奇恒》者，言奇病也。所谓奇者，使奇病不得以四时死也；恒者，得以四时死也。所谓揆者，方切求之也，言切求其脉理也；度者，得其病处，以四时度之也。

【译文】

所谓沉伏而细小的脉象，其脉在指下细小如针，推之按之，凡脉气聚而不散的是坚脉；阴阳搏击于指下的是大脉。《上经》是论述人体之气与自然界相互关系的；《下经》是论述疾病变化的；《金匮》是论述疾病诊断决定死生的；《揆度》是论述脉搏以诊断疾病的；《奇恒》是论述特殊疾病的。所谓奇病，就是不受四时季节的影响而死亡的疾病；所谓常病，就是随着四时气候的变化死亡的疾病；所谓揆，是说切按脉搏，以推求疾病的所在及其病理；所谓度，是从切脉得其病处，并结合四时气候的变化进行判断，以知道疾病的轻重宜忌。

奇病论篇

【原文】

黄帝问曰：人有重身，九月而瘖，此为何也？

岐伯对曰：胞之络脉绝也。

帝曰：何以言之？

岐伯曰：胞络者系于肾，少阴之脉，贯肾系舌本，故不能言。

帝曰：治之奈何？

岐伯曰：无治也，当十月复。《刺法》曰：无损不足，益有余，以成其疹。所谓无损不足者，身羸瘦，无用镵石也；无益其有余者，腹中有形而泄之，泄之则精出而病独擅中。故曰疹成也。

【译文】

黄帝问：有的妇女怀孕九个月，不能说话，这是什么缘故呢？

岐伯回答说：这是由胞中的络脉阻绝不通所致。

黄帝问：为什么这样说呢？

岐伯回答：胞宫的络脉系于肾脏，而足少阴肾脉贯肾上系于舌根，今胞宫的络脉受阻，肾脉亦不能上通于舌，舌本失养，所以不能言语。

黄帝问：应当如何治疗呢？

岐伯回答说：这种病不需要治疗，等到十月分娩之后，胞络通，声音就会自然恢复。《刺法》上说：正气不足的不可用泻法，邪气有余的不可用补法，以免因误治而造成疾病。所谓"无损不足"，就是怀孕九月而身体瘦弱的，不可再用针石治疗以伤其正气；所谓"无益有余"，就是说已经怀孕而又妄用攻下，用攻下则精气耗伤，使病邪独据于中，正虚邪实，所以说疾病形成了。

【原文】

帝曰：病胁下满、气逆，二三岁不已，是为何病？

岐伯曰：病名曰息积。此不妨于食，不可灸刺，积为导引服药，药不能独治也。

【译文】

黄帝问：有病胁下胀满，气逆喘促，两三年不好的，这是什么疾病呢？

岐伯回答说：这种病叫息积，此病不妨碍饮食，治疗时切不可用艾灸和针刺，必须用导引法逐渐疏通气血，并结合药物慢慢调治，若单靠药物也是不能治愈的。

【原文】

帝曰：人有身体髀股骱皆肿，环脐而痛，是为何病？

岐伯曰：病名曰伏梁，此风根也。其气溢于大肠而著于肓，肓之原在脐下，故环脐而痛也。不可动之，动之为水溺涩之病也。

【译文】

　　黄帝问：有的人髀部、大腿、小腿都肿胀，并且环绕肚脐周围疼痛，这是什么病呢？

　　岐伯回答说：这种病叫伏梁，是由于风邪久留于体内所致。邪气流溢于大肠，而附着于肓膜，因为肓膜的起源在肚脐下部，因此环绕脐部作痛。这种病不可用按摩方法治疗，否则就会造成小便涩滞不利的疾病。

【原文】

　　帝曰：人有尺脉数甚，筋急而见，此为何病？

　　岐伯曰：此所谓疹筋，是人腹必急，白色黑色见则病甚。

【译文】

　　黄帝问：有的人尺部脉搏跳动数疾，筋脉拘急外现，这是什么病呢？

　　岐伯回答说：这就是所谓的疹筋病，患此病之人腹部必然拘急，如果面部显现或白或黑的颜色，病情则更加严重。

【原文】

　　帝曰：人有病头痛，以数岁不已，此安得之？名为何病？

　　岐伯曰：当有所犯大寒，内至骨髓，髓者以脑为主，脑逆故令头痛，齿亦痛，病名曰厥逆。

帝曰：善。

【译文】

黄帝问：有人患头痛多年不愈，这是怎么得的？叫作什么病呢？

岐伯回答说：此人当受过严重的寒邪侵犯，寒气向内侵入骨髓，髓主要集中于脑，寒气由骨髓上逆于脑，所以使人头痛，齿为骨之余，所以牙齿也痛，这种病叫作"厥逆"。

黄帝道：说得太好了！

【原文】

帝曰：有病口甘者，病名为何？何以得之？

岐伯曰：此五气之溢也，名曰脾瘅。夫五味入口，藏于胃，脾为之行其精气，津液在脾，故令人口甘也。此肥美之所发也，此人必数食甘美而多肥也，肥者令人内热，甘者令人中满，故其气上溢，转为消渴。治之以兰，除陈气也。

【译文】

黄帝问：有患口中发甜的，病名叫什么？又是怎样得的呢？

岐伯回答说：这是由于五味的精气向上泛溢所导致的，其病名叫脾瘅。五味入于口，藏于胃，其精气上输于脾，脾为胃输送食物的精华，因病津液停留在脾，致使脾气向上泛溢，就会使有口中发甜，这是由于肥甘美味所引起的疾病。患这种病的人，必然经常吃甘美而肥腻的食物，肥腻能使人生内热，甘味能使人中焦胀满，所以精气主泛，脾热上溢，日久就会转成消渴病。本病可用兰草治疗，以排除蓄积郁热之气。

【原文】

帝曰：有病口苦，取阳陵泉，口苦者病名为何？何以得之？

岐伯曰：病名曰胆瘅。夫肝者，中之将也，取决于胆，咽为之使。此人者，数谋而不决，故胆虚气上溢，而口为之苦。治之以胆募、俞，治在《阴阳十二官相使》中。

【译文】

黄帝问：有病口中发苦的，取足少阳胆经的阳陵泉治疗仍然不愈，这是什么病？是怎样得的呢？

岐伯回答说：这种病叫胆瘅。肝为将军之官，主谋虑，胆为中正之官，主决断，诸谋虑取决于胆，咽部为之外使。患者因屡次谋略而不能决断，情绪苦闷，遂使胆失却正常的功能，胆汁循经上泛，所以口中发苦。治疗时应取胆募穴和背部的胆俞穴，治法记载于《阴阳十二官相使》中。

【原文】

帝曰：有癃者，一日数十溲，此不足也。身热如炭，颈膺如格，人迎躁盛，喘息，气逆，此有余也。太阴脉微细如发者，此不足也。其病安在？名为何病？

岐伯曰：病在太阴，其盛在胃，颇在肺，病名曰厥，死不治。此所谓得五有余、二不足也。

帝曰：何谓五有余、二不足？

岐伯曰：所谓五有余者，五病之气有余也；二不足者，亦病气之不足也。今外得五有余，内得二不足，此其身不表不里，亦正死明矣。

【译文】

黄帝问：有患小便不利的，一天要解小便数十次，这是正气不足。同时又有身热如炭火，咽喉与胸膺之间有格塞不通的感觉，人迎脉躁动急数，呼吸喘促，肺气上逆，这又是邪气有余的现象。寸口脉微细如头发，这也是正气不足的表现。这种病的原因究竟在哪里？叫作什么病呢？

岐伯回答说：病在太阴脾脏不足，热邪炽盛在胃，症状却偏重在肺，这种病叫作厥，属于不能治的死证。这就是所谓"五有余、二不足"的病证。

黄帝问：什么叫"五有余、二不足"呢？

岐伯回答说：所谓五有余，就是身热如炭、喘息、气逆等五种病气有余的症状。所谓二不足，就是两种正气不足。现在患者外见五有余，内见二不足，这种病既不能依有余而攻其表，又不能从不足而补其里，所以说是必死无疑了。

【原文】

帝曰：人生而有病巅疾者，病名曰何？安所得之？

岐伯曰：病名为胎病，此得之在母腹中时，其母有所大惊，气上而不下，精气并居，故令子发为巅疾也。

【译文】

黄帝问：人出生以后就患有癫痫的，病的名字叫什么？是怎样患病的呢？

岐伯回答说：这种病叫胎病，是胎儿在母腹中得的，由于其母曾受到很大的惊恐，气逆于上而不下，精也随而上逆，精气并聚不散，影响了胎儿，故其子生下来就患癫痫病。

【原文】

帝曰：有病痝然，如有水状，切其脉大紧，身无痛者，形不瘦，不能食，食少，名为何病？

岐伯曰：病生在肾，名为肾风。肾风而不能食，善惊不已，心气痿者，死。

帝曰：善！

【译文】

黄帝问：有人面目水肿，像有水状，切按脉搏大而且紧，身体没有痛处，形体也不消瘦，但不能吃饭，或者吃得很少，这种病叫什么呢？

岐伯回答说：此病发生在肾脏，名叫肾风。肾风病，如果人到了不能吃饭、常常惊恐的阶段，经常惊后心气不能恢复，心气衰竭，就要死了。

黄帝说：说得太好了！

大奇论篇

【原文】

肝满、肾满、肺满皆实，即为肿。肺之雍，喘而两胠满；肝雍，两胠满，卧则惊，不得小便；肾雍，脚下至少腹满，胫有大小，髀胻大跛，易偏枯。

心脉满大，痫瘛筋挛。肝脉小急，痫瘛筋挛；肝脉骛暴，有所惊骇，脉不至若瘖，不治自已。肾脉小急，肝脉小急，心脉小急，不鼓皆为瘕。

【译文】

肝脉胀满、肾脉胀满和肺脉胀满者，全部都为实证，即发生痈肿的征象。肺脉壅滞，喘息则两胠部胀满。肝脉壅滞，则两胠胀满，睡卧时惊惧不安，小便不利。肾脉壅滞，则胫下到小腹部胀满，两侧胫部粗细大小不同，患侧髀部胫部肿大，活动受限，日久且易发半身不遂。

心脉满大，是体内心经热盛，会发生癫痫、抽搐及筋脉拘挛等症状。肝脉小而急，是肝脏虚寒，也会出现癫痫、抽搐和筋脉拘挛。肝脉的搏动急疾而乱，是由于受了惊吓，如果按不到脉搏或突然出现失音的，这是因惊吓一时气逆而致脉气不通，不需要治疗，待其气通即可恢复。肾、肝、心三脉细小而急疾，指下浮取鼓击不明显，是气血积聚在腹中，皆当发为瘕病。

【原文】

肾肝并沉，为石水；并浮，为风水；并虚，为死；并小弦，欲惊。肾脉大急沉，肝脉大急沉，皆为疝。心脉搏滑急，为心疝；肺脉沉搏，为肺疝。三阳急，为瘕；三阴急，为疝；二阴急，为痫厥；二阳急，为惊。

脾脉外鼓，沉为肠澼，久自已。肝脉小缓为肠澼，易治。肾脉小搏沉，为肠澼下血。血温身热者，死。心肝澼亦下血，二脏同病者可治。其脉小沉涩为肠澼，其身热者死，热见七日死。

【译文】

肾脉和肝脉并见沉脉，为石水证；并见浮脉，是风水病；并见虚脉，是死证；并见小儿兼弦之脉，将要发生惊病。肾脉沉大急疾，肝脉沉大急疾，均为疝病。心脉搏动急疾流利，为心疝；肺脉沉而搏击于指下，为肺疝。太阳之脉急疾，是受寒血凝为病；太阴之脉急疾，是受寒气聚为疝病；少阴之脉急疾，是邪乘心肾，发为痫厥；阳明之脉急疾，是木邪乘胃，发为惊骇。

脾脉外浮而又见沉象的是痢疾，为里邪出表的脉象日久必然自愈。肝脉小而缓慢的，为痢疾邪气较轻，容易治愈。肾脉沉小而动，是痢疾，或大便下血，若血热身热，是邪热有余，真阴伤败，为预后不良的死证。心肝、二脏所发生的痢疾，亦见下血，如果是两脏同病的，可以治疗，若其脉都出现小沉而涩滞的痫疾，兼有身热的，预后多不良，如连续身热七天以上，多属死证。

【原文】

胃脉沉鼓涩，胃外鼓大，心脉小坚急，皆鬲偏枯。男子发左，女子发右，不瘖舌转，可治，三十日起。其从者，瘖，三岁起；年不满二十者，三岁死。脉至而搏，血衄身热者死，脉来悬钩浮为常脉。脉至如喘，名曰暴厥。暴厥者，不知与人言。脉至如数，使人暴惊，三四日自已。

【译文】

胃脉沉涩，或者浮而甚大，心脉细小而坚硬急疾的，都属于气血隔塞不通，半身不遂的征象。若男子发病在左侧，女子发病在右侧，说话正常，舌体转动灵活，可以治疗，经过三十天可以痊愈。如果男病在右，女病在左，说话发不出声音的，需要三年才能痊愈。如果患者年龄不满二十岁，此为禀赋不足，不出三年就要死亡。脉来搏指有力，并见衄血而身发热，为真阴脱败的死证。若是脉来浮钩如悬的，则是失血的常见之脉。脉来喘急，病名叫暴厥。暴厥病人，不能与人讲话。脉来如热盛之数，得之暴受惊吓，经过三四天就会自行恢复。

【原文】

脉至浮合，浮合如数，一息十至以上，是经气予不足也，微见九十日死。脉至如火薪然，是心精之予夺也，草干而死。脉至如散叶，是肝气予虚也，木叶落而死。脉至如省客，省客者，脉塞而鼓，是肾气予不足也，悬去枣华而死。脉至如丸泥，是胃精予不足也，榆荚落而死。脉至如横格，是胆气予不足也，禾熟而死。脉至如弦缕，是胞精予不足也，病善言，下霜而死；不言，可治。脉至如交漆，交漆者，左右傍至也，微见三十日死。脉至如涌泉，浮鼓肌中，太阳气予不足也，少气，味韭英而死。

【译文】

脉来如水波，浮荡分合不定，如同热盛时的数脉一样急疾，一呼一吸之间搏动十次以上，是经脉之气均已不足的现象，从开始见到这种脉象起，经过九十天就要死亡。脉来如薪燃之火，这是心脏的精气已经虚失，至秋末冬初野草干枯的时候就要死亡。脉来如散落的树叶，浮泛无根，这是肝脏精气虚极，至深秋树木落叶时就要死亡。脉来如访问之客一样或来或去，省客脉或停止不动，或搏动鼓指，这是肾脏的精气不足，在初夏枣花开落的时候，火旺水败，就会死亡。脉来如泥丸，坚强短涩，这是胃腑精气不足，在春末夏初榆荚枯落的时候就要死亡。脉来如有横木在指下，长而坚硬，这是胆的精气不足，到秋后谷类成熟的时候，金旺木败，就要死亡。脉来紧急如弦，细小如缕是胞脉的精气不足，若患者反多言语，是真阴亏损而虚阳外现，在下霜时，阳气虚败，就会死亡；若患者静而不言，则可以治疗；脉来如交漆，缠绵不清，左右旁至，为阴阳偏败，从开始见到这种脉象起三十日就会死亡。脉来如泉水上涌，浮而有力，鼓动于肌肉之中，这是足太阳经脉的精气不足，症状是呼吸气短，到春天尝到新韭菜花的时候就要死亡。

【原文】

　　脉至如颓土之状，按之不得，是肌气予不足也，五色先见黑，白垒发死。脉至如悬雍，悬雍者，浮揣切之益大，是十二俞之气予不足也，水凝而死。脉至如偃刀，偃刀者，浮之小急，按之坚大急，五藏菀熟，寒热独并于肾也，如此其人不得坐，立春而死。脉至如丸，滑不著手，不著手者，按之不可得也，是大肠气予不足也，枣叶生而死。脉至如华者，令人善恐，不欲坐卧，行立常听，是小肠气予不足也，季秋而死。

【译文】

　　脉来如同倾颓的松土，虚软而无力，重按即无，这是肌肉的精气不足导致的，如果面部先出现五色中的黑色，到春天白藤发芽的时候，木旺土衰，就要死亡。如悬雍之上大下小，浮取揣摩则愈觉其大，按之益大，与筋骨相离，这是十二腧穴的精气不足，到冬季结冰的时候，阴盛阳绝，就要死亡。脉来如仰卧的刀口，浮取小而急疾，重按坚大而急疾，这是五脏郁热形成的寒热交并于肾脏，这样的病人尽管能睡卧，但不能坐起，至立春阳盛阴衰时就要死亡。脉来如弹丸，短小而滑，按之无根，这是大肠的精气不足，在初夏枣树生叶的时候，火旺金衰，就要死亡。脉来如草木之花，轻浮柔弱，其人易发惊恐，坐卧不宁，内心多疑，所以不论行走或站立时，经常听见别人声音，这是小肠的精气不足，到秋末阴盛阳衰的季节就要死亡。

刺要论篇

【原文】

黄帝问曰：愿闻刺要。

岐伯对曰：病有浮沉，刺有浅深，各至其理，无过其道。过之则内伤，不及则生外壅，壅则邪从之。浅深不得，反为大贼，内动五脏，后生大病。故曰：病有在毫毛腠理者，有在皮肤者，有在肌肉者，有在脉者，有在筋者，有在骨者，有在髓者。

【译文】

黄帝道：希望了解针刺的要领。

岐伯回答道：疾病有在表在里，刺法也有浅刺深刺，病在表当浅刺，病在里当深刺，各应到达一定的部位，而不能违背这一限度。刺得太深，就会损伤内脏；刺得太浅，不仅达不到病处，反而使在表的气血壅滞，给病邪以可乘之机。因此，针刺深浅不当，反会给人体带来很大的危害，使五脏功能紊乱，继而发生严重的疾病。所以说：疾病部位有在毫毛腠理的，有在皮肤的，有在肌肉的，有在脉的，有在筋的，有在骨的，有在髓的。

【原文】

是故刺毫毛腠理无伤皮，皮伤则内动肺，肺动则秋病温疟，洒洒然寒栗。刺皮无伤肉，肉伤则内动脾，脾动则七十二日四季之月，病腹胀烦，不嗜食。刺肉无伤脉，脉伤则内动心，心动则夏病心痛。刺脉无伤筋，筋伤则内动肝，肝动则春病热而筋弛。刺筋无伤骨，骨伤则内动肾，肾动则冬病胀，腰痛。刺骨无伤髓，髓伤则销铄胻酸。体解㑊然不去矣。

【译文】

因此，应当刺毫毛腠理的，就不要伤及皮肤；如果皮肤受伤，就会影响肺脏功能，肺脏功能扰乱后，秋天易患温疟病，发生恶寒战栗等。应当刺皮肤的，就不要伤及肌肉；如果肌肉受伤，就会影响脾脏的正常功能，以致在每一季节的最后十八天中发生腹胀烦满、不思饮食的疾病。应当刺肌肉的，就不要伤及血脉；若血脉受伤，就会影响心脏的正常功能，以致到夏天时，易患心痛的疾病。该刺血脉的，不要伤及筋脉；如果筋脉受伤，就会影响肝脏的正常功能，以致到春天时，易患热性病，发生筋脉弛缓的症状。应当刺筋的，就不要伤及骨；如果骨受伤，就会影响肾脏的正常功能，以致到冬天时，易患腹胀、腰痛的疾病。应当刺骨的，就不要伤及骨髓；如果骨髓被损伤，不能充养骨骼，就会导致身体枯瘦、足胫发酸、肢体懈怠、无力举动。

刺齐论篇

【原文】

黄帝问曰：愿闻刺浅深之分。

岐伯对曰：刺骨者，无伤筋；刺筋者，无伤肉；刺肉者，无伤脉；刺脉者，无伤皮；刺皮者，无伤肉；刺肉者，无伤筋；刺筋者，无伤骨。

【译文】

黄帝道：希望听一听针刺浅深的不同要求。

岐伯说道：刺骨，不要伤筋；刺筋，不要损伤肌肉；刺肌肉，不要损伤脉；刺脉，不要损伤皮肤；针刺皮肤，则不要伤及肌肉；针刺肌肉，则不要伤及筋；针刺筋，则不要伤及骨。

【原文】

帝曰：余未知其所谓，愿闻其解。

岐伯曰：刺骨无伤筋者，针至筋而去，不及骨也；刺筋无伤肉者，至肉而去，不及筋也；刺肉无伤脉者，至脉而去，不及肉也；刺脉无伤皮者，至皮而去，不及脉也。所谓刺皮无伤肉者，病在皮中，针入皮中，无伤肉也；刺肉无伤筋者，过肉中筋也；刺筋无伤骨者，过筋中骨也。此之谓反也。

【译文】

黄帝说：我还是不明白其中的道理，希望能听听您对此的解释。

岐伯说道：所谓刺骨不要伤害筋，是说要刺至骨的，不可在仅刺到筋而未达骨的深度时就停针拔出；刺筋不要伤害肌肉，是说需要刺至筋的，不要在仅刺到肌肉而未达筋的深度时就停针拔出；刺肌肉不要伤害脉，是说需要刺至肌肉深部的，不可在仅刺到脉而未达肌肉深部时，就停针或拔去；刺脉不要伤害皮肤，是说需刺至脉的，不可在仅刺到皮肤而未达脉的深度时，就停针拔去。所谓针刺皮肤不要伤及肌肉，是说病在皮肤之中，针就刺至皮肤，不要深刺伤及肌肉；刺肌肉不要伤及筋，是说针只能刺至肌肉，太过就会伤及筋；刺筋不要伤及骨，是说针只能刺至筋，太过就会伤及骨。这些是说如果针刺深浅不当，就会带来不良的后果。

皮部论篇

【原文】

黄帝问曰：余闻皮有分部，脉有经纪，筋有结络，骨有度量。其所生病各异，别其分部，左右上下，阴阳所在，病之始终，愿闻其道。

岐伯对曰：欲知皮部，以经脉为纪者，诸经皆然。

【译文】

黄帝道：我听说皮肤上有十二经的分属部位，经络的分布纵横有序，筋有结聚连络，骨也各有长短大小。它们所发生的疾病各不相同，这就要从皮肤的分部来对病变的左右上下进行区分，属阴属阳，疾病的开始和预后，希望听一听其中的道理。

岐伯说：想要知道皮肤的所属部位，它是以经脉循行部位为纲纪的，各经都是如此。

【原文】

阳明之阳，名曰害蜚，上下同法。视其部中，有浮络者，皆阳明之络也。其色，多青则痛，多黑则痹，黄赤则热，多白则寒，五色皆见，则寒热也。络盛，则入客于经。

阳主外，阴主内。

少阳之阳，名曰枢持，上下同法。视其部中，有浮络者，皆少阳之络也。络盛，则入客于经。故在阳者主内，在阴者主出，以渗于内，诸经皆然。

【译文】

阳明经的阳络，叫作"害蜚"，手足阳明经脉都一样，诊察它上下分属部位所浮现的络脉，都是属于阳明的络脉。它的络脉之色多青的，则病痛；多黑的，则病痹；色黄赤的，病属热；色白的，病属寒；若五色兼见，则是寒热错杂的病；若络脉的邪气盛，就会向内传入本经。络脉属阳主外，经脉属阴主内。

少阳经的阳络，叫作"枢持"，手足少阳经的诊法是一样的，诊察它上下分属部位所浮现的络脉，都是属于少阳经的络脉。络脉的邪气盛，就会向内传于经，所以邪在阳分主内传入本经，邪在阴分主外出或涌入于内，各经的内外出入都是如此。

【原文】

太阳之阳，名曰关枢，上下同法，视其部中，有浮络者，皆太阳之络也。络盛，则入客于经。

少阴之阴，名曰枢儒，上下同法。视其部中，有浮络者，皆少阴之络也。络盛，则入客于经。其入经也，从阳部注于经；其出者，从阴内注于骨。

太阳经的阳络，名作"关枢"，手足太阳经的诊法是一样的，诊察它上下分属部位所浮现的络脉，都是属于太阳经的络脉。络脉的邪气盛，就会向内传入于本经。

少阴经的阴络，叫作"枢儒"，手足少阴经的诊法是一样的，诊察它上下分属部位所浮现的络脉，都是属于少阴经的络脉。络脉的邪气盛，就会向内传入于本经，邪气传入经脉，是先从属阳的络脉注入经脉；然后从属阴的经脉出而向内注入骨部。

【原文】

心主之阴，名曰害肩，上下同法。视其部中，有浮络者，皆心主之络也。络盛，则入客于经。

太阴之阴，名曰关蛰，上下同法。视其部中，有浮络者，皆太阴之络也。络盛，则入客于经。凡十二经络脉者，皮之部也。

【译文】

厥阴经的阴络，叫作"害肩"，手足厥阴经的诊法是一样的，诊察它上下分属部位所浮现的络，都是属于厥阴经的络脉。络脉的邪气盛，就会向内传入本经。

太阴经的阴络，叫作"关蛰"，手足太阴经的诊法是一样的，诊察它上下分属部位所浮现的络，都是属太阴经的络脉。络脉的邪气盛，就会向内传入本经。十二经之络脉的各个分部，也就是分属于皮肤的各个分部。

【原文】

是故百病之始生也，必先于皮毛，邪中之则腠理开，开则入客于络脉，留而不去，传入于经，留而不去，传入于腑，廪于肠胃。邪之始入于皮也，泝然起毫毛，开腠理；其入于络也，则络脉盛、色变；其入客于经也，则感虚乃陷下。其留于筋骨之间，寒多则筋挛骨痛；热多则筋弛骨消，肉烁䐃破，毛直而败。

【译文】

所以，百病的发生，都是先从皮毛开始的。病邪侵袭皮毛则腠理开张，腠理开张则病邪侵入络脉；留而不去，就会向内传入经脉；若再留而不去，就会传入六腑，聚积于肠胃。病邪开始侵犯皮毛时，使人恶寒而毫毛直起，腠理开泄；病邪侵入络脉，则络脉盛满，其色变异常；病邪侵入经脉，是由于经气虚而病邪乃得陷入；病邪留于筋骨之间，若寒邪盛时则筋脉挛急、骨节疼痛，热邪盛时则筋弛缓，骨软无力，皮肉败坏，毛发枯槁。

【原文】

帝曰：夫子言皮之十二部，其生病，皆何如？

岐伯曰：皮者，脉之部也。邪客于皮，则腠理开；开，则邪入客于络脉，络脉满，则注于经脉；经脉满，则入舍于腑脏也。故皮者有分部，不与而生大病也。

帝曰：善！

【译文】

黄帝问：您说的十二皮部，所发生的病都是怎样呢？

岐伯答道：皮肤有十二经脉分属的部位。邪气侵入皮肤则腠理开泄，腠理开泄则病邪侵入络脉；络脉的邪气盛，则内注于经脉；经脉的邪气满盛则入舍于腑脏。所以说皮肤有十二经脉分属的部位，若见到病变而不给予治疗，邪气将内传于腑脏，以致发生大病。

黄帝说：讲得太好了！

经络论篇

【原文】

黄帝问曰：夫络脉之见也，其五色各异，青黄赤白黑不同，其故何也？

岐伯对曰：经有常色，而络无常变也。

【译文】

黄帝问道：络脉显现在外，它的五色各不相同，有青、黄、赤、白、黑的不同，这是什么缘故呢？

岐伯回答说：经脉的颜色通常不变，而络脉则没有常色，常随四时之气变而变。

【原文】

帝曰：经之常色，何如？

岐伯曰：心赤、肺白、肝青、脾黄、肾黑，皆亦应其经脉之色也。

【译文】

黄帝问：经脉的常色是怎样的呢？

岐伯答道：心主赤，肺主白，肝主青，脾主黄，肾主黑，这些都是与其所属经脉的常色相应的。

【原文】

帝曰：络之阴阳，亦应其经乎？

岐伯曰：阴络之色应其经，阳络之色变无常，随四时而行也。寒多，则凝泣；凝泣，则青黑；热多，则淖泽；淖泽，则黄赤。此皆常色，谓之无病。五色具见者，谓之寒热。

帝曰：善。

【译文】

黄帝问：阴络与阳络，也与其经脉的主色相应吗？

岐伯答道：阴络的颜色与其经脉相应，阳络的颜色却变化无常，随着四时的流转而变化。寒气多时则气血运行迟滞，因而多出现青黑之色；热气多时则气血运行滑利，因而多出现黄赤的颜色。这都是正常的，是无病的表现。如果是五色全部显露，那就是寒热交错，是疾病的表现。

黄帝道：讲得太好了！

气穴论篇

黄帝问曰：余闻气穴三百六十五，以应一岁，未知其所，愿卒闻之。

岐伯稽首，再拜对曰：窘乎哉问也！其非圣帝，孰能穷其道焉！因请溢意尽言其处。

帝捧手逡巡而却，曰：夫子之开余道也，目未见其处，耳未闻其数，而目以明，耳以聪矣。

岐伯曰：此所谓圣人易语，良马易御也。

【译文】

黄帝问：我听说人体腧穴有三百六十五个，与一年的日数相对应，但不知其所在的部位，我想听你详尽地讲一讲。

岐伯稽首再拜，回答说：你提出的这个问题太重要了，如果不是圣帝，谁能穷究这些深奥的道理，因此请允许我将腧穴的部位一一讲出来。

黄帝恭敬谦逊地说：夫子对我讲的道理，使我极受启发，虽然我尚未看到其具体的部位，未听到其具体的数目，但已经使我耳聪目明地领会了。

岐伯道：这真是所谓的"圣人易语，良马易御"啊！

【原文】

帝曰：余非圣人之易语也。世言真数开人意。今余所访问者真数，发蒙解惑，未足以论也。然余愿闻夫子溢志，尽言其处，令解其意。请藏之金匮，不敢复出。

岐伯再拜而起，曰：臣请言之。背与心相控而痛，所治天突与十椎及上纪。上纪者，胃脘也；下纪者，关元也。背胸邪系阴阳左右，如此其病，前后痛涩，胸胁痛，而不得息，不得卧，上气、短气、偏痛，脉满起，斜出尻脉，络胸胁、支心、贯鬲，上肩，加天突；斜下肩，交十椎下。

【译文】

黄帝道：我并非易语的圣人。世人说腧穴之数理可以开阔思路，现在我向你询问的是气穴的数理，主要是想脱离蒙昧和解除疑惑，还谈不到什么深奥的理论。然而，我希望听夫子将气穴的部位全部详尽地讲出来，使我能了解它们的意义，并藏于金匮之中，不敢轻易传授于人。

岐伯再拜而起，说：那我现在就谈谈这个问题！背部与心胸互相牵引而疼痛，其治疗方法应取天突穴和中枢穴，以及上纪穴。上纪就是胃脘部的中脘穴，下纪就是关元穴。背在后为阳，胸在前为阴，经脉斜系于阴阳左右，因此其病前胸和背相引而痹涩，胸胁痛得不敢呼吸，不能仰卧，上气喘息，呼吸短促，或一侧偏痛，若经脉的邪气盛则溢于络，此络从尻脉开始斜出，连络胸胁，支心贯穿横膈，上肩而至天突，再斜下肩交于背部第十椎节之下，所以取此处穴位治疗。

【原文】

脏俞，五十穴；腑俞，七十二穴；热俞，五十九穴；水俞，五十七穴；头上五行行五，五五二十五穴；中胎两傍各五，凡十穴；大椎上两傍各一，凡二穴；目瞳子浮白，二穴；两髀厌分中，二穴；犊鼻，二穴；耳中多所闻，二穴；眉本，二穴；完骨，二穴；项中央，一穴；枕骨，二穴；上关，二穴；大迎，二穴；下关，二穴；天柱，二穴；巨虚上下廉，四穴；曲牙，二穴；天突，一穴；天府，二穴；天牖，二穴；扶突，二穴；天窗，二穴；肩解，二穴；关元，一穴；委阳，二穴；肩贞，二穴；瘖门，一穴；齐，一穴；胸俞，十二穴；背俞，二穴；膺俞，十二穴；分肉，二穴；踝上横，二穴；阴阳跻，四穴；水俞，在诸分；热俞，在气穴；寒热俞，在两骸厌中，二穴；大禁，二十五，在天府下五寸。凡三百六十五穴，针之所由行也。

【译文】

脏俞，共有五十个穴位；腑俞，共有七十二个穴位；热俞，共有五十九个穴位，水俞，共有五十七个穴位。在头部有五行，每行五穴，五五共二十五穴。五脏在背部脊椎两旁各有五穴，二五共十穴。大椎之上两侧各有大杼穴一个，共二穴。瞳子髎、浮白二穴，左右共四穴，环跳二穴，犊鼻二穴，听宫二穴，攒竹二穴，完骨二穴，风府一穴，窍阴二穴，上关二穴，大迎二穴，下关二穴，天柱二穴，上巨虚，下巨虚左右共四穴，颊车二穴，天突一穴，天府二穴，天牖二穴，扶突二穴，天窗二穴，肩井二穴，关元一穴，委阳二穴，肩贞二穴，哑门一穴，神阙一穴，胸俞左右共十二穴，背穴二穴，臑俞左右共十二穴，阳辅二穴，解溪二穴，照海、申脉左右共四穴。治诸水病的五十七穴，皆在诸经的分肉之间；治热病的五十九穴，皆在精气聚会之处；治寒热之俞穴，在两膝关节的外侧，为足少阳胆经的阳关左右共二穴；大禁之穴是天府下五寸处的五里穴。以上凡三百六十五穴都是针刺时所选的穴位。

【原文】

帝曰：余已知气穴之处，游针之居，愿闻孙络谿谷，亦有所应乎？

岐伯曰：孙络三百六十五穴会，亦以应一岁，以溢奇邪，以通荣卫。荣卫稽留，卫散荣溢，气竭血著，外为发热，内为少气。疾泻无怠，以通荣卫，见而泻之，无问所会。

【译文】

黄帝问：我已经知道气穴的部位，就是行针的处所，但是还想了解孙络与谿谷是否也各有相应呢？

岐伯答道：孙络和三百六十五穴相会，也与一岁相应。孙络可以疏散邪气，通畅营卫。若邪客之则营卫稽留，卫气外散，营血满溢，若卫气散尽，营血留滞，外则发热，内则少气。因此，治疗时应迅速针刺用泻法，以通畅营卫。凡是见到有营卫稽留之处，就应施针刺泻，不必问其是否为穴会之处。

【原文】

帝曰：善！愿闻豁谷之会也。

岐伯曰：肉之大会为谷，肉之小会为豁。肉分之间，豁谷之会，以行荣卫，以会大气。邪溢气壅，脉热肉败，荣卫不行，必将为脓，内销骨髓，外破大䐃，留于节凑，必将为败。积寒留舍，荣卫不居，卷肉缩筋，肋肘不得伸，内为骨痹，外为不仁，命曰不足。大寒留于豁谷也。豁谷三百六十五穴会，亦应一岁，其小痹淫溢，循脉往来，微针所及，与法相同。

【译文】

黄帝说：讲得太好了！我还想听听豁谷的会合是怎么回事。

岐伯道：肌肉的大会合处叫谷，肌肉的小会合处叫豁。分肉之间，豁谷会合的部位，能通行营卫，会合宗气。若邪气溢满，正气壅滞，则脉发热，肌肉败坏，营卫不能畅行，必将郁热腐肉成脓，内则消烁骨髓，外则可溃大肉，若邪留于关节肌腠，必使筋骨败坏。若寒邪所客，积留而不去，则营卫不能正常运行，以致筋脉肌肉卷缩，肋肘不得伸展，内则发生骨痹，外则肌肤麻木不仁，这是不足的疾病，乃由寒邪留于豁谷所致。豁谷与三百六十五穴相会合，也与一岁相应。若是邪在皮毛孙络的小痹，则邪气随脉往来无定，用微针即可治疗，方法与刺孙络是一样的。

【原文】

帝乃辟左右而起，再拜曰：今日发蒙解惑，藏之金匮，不敢复出，乃藏之金兰之室，署曰《气穴所在》。

岐伯曰：孙络之脉别经者，其血盛而当泻者，亦三百六十五脉，并注于络，传注十二络脉，非独十四络脉也，内解泻于中者十脉。

【译文】

黄帝于是避开左右，起身再拜道：今天承您启发，解除了我的疑惑，我将把它藏于金匮之中，不敢轻易拿出传人。于是将它藏于金兰之室，名为《气穴所在》。

岐伯说道：孙络之脉是从经脉别出的，其血盛而应当用泻法，也是与三百六十五脉相同。若邪气侵入孙络，同样是传注于络脉，复注于十二脉络，那就不是独限于十四络脉的范围了。若要从内驱散病邪，可取五脏的经脉泻之。

气府论篇

【原文】

足太阳脉气所发者，七十八穴：两眉头各一，入发至顶三寸半，傍五，相去三寸，其浮气在皮中者，凡五行，行五，五五二十五，项中大筋两傍各一，风府两傍各一，侠脊以下至尻尾二十一节，十五间各一，五脏之俞各五，六腑之俞各六，委中以下，至足小指傍，各六俞。

【译文】

足太阳经脉之气通达的共有七十八个腧穴：两眉头陷中各有一穴，自眉头直上入发际，当发际正中至前顶穴，有神庭、上星、囟会三穴，共长三寸半，其浮于头部的脉气，运行在头皮中的有五行，即中行、次两行和外两行，每行五穴，共行五行，五五共二十五穴；下行至项中的大筋两旁各有一穴；两侧风府穴各有一穴；脊柱自上而下至骶尾骨有二十一节，其中十五个椎间左右各有一穴；五脏肺、心、肝、脾、肾各有一穴，左右各有一穴；六腑腧穴左右各有一穴；自委中以下至足小趾旁左右各有六腧穴。

【原文】

足少阳脉气所发者六十二穴：两角上各二，直目上发际内各五，耳前角上各一，耳前角下各一，锐发下各一，客主人各一，耳后陷中各一，下关各一，耳下牙车之后各一，缺盆各一，掖下三寸，胁下至胠，八间各一，髀枢中傍各一，膝以下，至足小指次指，各六俞。

【译文】

足少阳经脉之气所通达的共有六十二个腧穴：两头角上各有二穴；两目瞳孔直上的发际内各有五穴；两耳前角上各有一穴；两耳前角下各有一穴；鬓发下左右各有一穴；客主人穴左右各有一穴；两耳后的陷中各有一穴；下关左右各有一穴；两耳下牙车之后各有一穴；缺盆左右各有一穴；腋下三寸，从胁下至胠，八肋之间左右各有一穴；髀枢中左右各有一穴；膝以下至足小趾侧的次趾，左右各有六腧穴。

【原文】

足阳明脉气所发者六十八穴：额颅发际傍各三，面鼽骨空各一，大迎之骨空各一，人迎各一，缺盆外骨空各一，膺中骨间各一，侠鸠尾之外，当乳下三寸，侠胃脘各五，侠脐广三寸各三，下脐二寸侠之各三，气街动脉各一，伏菟上各一，三里以下至足中指各八俞，分之所在穴空。

【译文】

足阳明经脉气所发的共有六十八个腧穴：额颅发际旁各有三穴；颧骨骨空中间各有一穴；大迎穴在颔角前至骨空陷中，左右各有一穴；在结喉之旁的人迎，左右各有一穴；缺盆外的骨空陷中左右各有一穴；膺中的骨空间陷中左右各有一穴；夹鸠尾之外，乳下三寸，夹胃脘左右各有五穴；夹脐横开三寸左右各有三穴；夹脐，下二寸，左右各有三穴。气街在脉跳动处左右各一穴；在伏菟上左右各有一穴；足三里以下到足中趾内间，左右各有八个腧穴，分布于一定的孔穴之中。

【原文】

手太阳脉气所发者三十六穴：目内眦各一，目外各一，颧骨下各一，耳郭上各一，耳中各一，巨骨穴各一，曲掖上骨穴各一，柱骨上陷者各一，上天窗四寸各一，肩解各一，肩解下三寸各一，肘以下至手小指本各六俞。

【译文】

手太阳经脉之气所通达的共有三十六个腧穴：目内眦左右各有一穴；目外侧各有一穴；颧骨下左右各有一穴；耳廓上左右各有一穴；耳中珠子旁左右各有一穴；巨骨穴左右各有一穴；曲腋上左右各有一穴；柱骨穴的上陷中左右各有一穴；两天窗穴之上四寸处左右各有一穴；肩解部左右各有一穴；肩解部之下三寸处左右各有一穴；肘部以下至小指端的爪甲根部左右各有六腧穴。

【原文】

手阳明脉气所发者二十二穴：鼻空外廉，项上各二，大迎骨空各一，柱骨之会各一，髃骨之会各一，肘以下至手大指、次指本各六俞。

手少阳脉气所发者三十二穴：骱骨下各一，眉后备一，角上各一，下完骨后各一，项中足太阳之前各一，侠扶突各一，肩贞各一，肩贞下三寸分间各一，肘以下至手小指次指本各六俞。

【译文】

手阳明经脉之气所通达的共有二十二个腧穴；鼻孔的外侧各有一穴；项部左右各有一穴；大迎穴在下颌骨空间左右各有一穴；主骨之会左右各有一穴；髑骨之会左右各有一穴；肘部以下至十指端的爪甲根部左右各有六腧穴。

手少阳经脉之气所通达的共有三十二个腧穴：骱骨下各有一穴；眉后各有一穴；头角上左右各有一穴；耳后完骨下左右各有一穴；项中足太阳经之前各有一穴；夹扶突之外侧各有一穴；肩贞穴左右各有一穴；在肩贞穴之下三寸分肉之间各有一穴；肘部以下至手小指之端爪甲根部各有六腧穴。

【原文】

督脉气所发者二十八穴：项中央二，发际后中八，面中三，大椎以下至尻尾及傍十五穴，至骶下凡二十一节，脊椎法也。

任脉之气所发者二十八穴：喉中央二，膺中骨陷中各一，鸠尾下三寸，胃脘五寸，胃脘以下至横骨六寸半一，腹脉法也。下阴别一，目下各一，下唇一，龂交一。

【译文】

督脉之气所通达的共有二十八个腧穴：项中央有二穴；

前发际向后中行有八穴；面部的中央从鼻至唇有三穴；自大椎以下至尻尾两旁有十五穴。自大椎至尾骨共二十一节，这是脊椎骨的计算方法。

任脉之气所通达的有二十八个腧穴：喉部中行有二穴；胸膺骨陷中每陷各有一穴；鸠尾至上脘穴是三寸，上脘至脐中是五寸，脐中至横骨是六寸半，计十四寸半，每寸一穴，计十四穴，这是腹部取穴的方法。自曲骨向下至前后阴之间有会阴穴；两目之下各有一穴；下唇下有一穴；上齿缝有一穴。

【原文】

冲脉气所发者二十二穴：侠鸠尾外各半寸至脐寸一，侠脐下傍各五分至横骨寸一，腹脉法也。

足少阴舌下，厥阴毛中急脉各一，手少阴各一，阴阳跷各一。手足诸鱼际脉气所发者。凡三百六十五穴也。

【译文】

冲脉之气所通达的有二十二个腧穴：夹鸠尾两旁各开五分，向下至脐一寸一穴，左右共十二穴；自脐两旁各开五分，向下至横骨一寸一穴，左右共十穴。这是腹部经脉取穴的方法。

足少阴经脉之气通达于舌下的有二穴：厥阴经脉在毛际中左右各有一急脉穴；手少阴经脉左右各有一穴；阴跷、阳跷左右有一穴；手足鱼际之处，是经脉之气通达的部位。以上共计三百六十五穴。

水热穴论篇

黄帝问曰：少阴何以主肾？肾何以主水？

岐伯对曰：肾者至阴也，至阴者盛水也，肺者太阴也，少阴者冬脉也，故其本在肾，其末在肺，皆积水也。

帝曰：肾何以能聚水而生病？

岐伯曰：肾者胃之关也，关门不利，故聚水而从其类也。上下溢于皮肤，故为胕肿。胕肿者，聚水而生病也。

【译文】

黄帝问：少阴为什么主肾？肾又为什么主水？

岐伯答道：肾为至阴之脏，至阴属水，所以肾是主水的脏器。肺属于太阴，肾脉属于少阴，是旺于冬令的经脉。所以水之根本在肾，水之标末在肺，肺肾两脏都能积聚水液而为病。

黄帝问：肾为什么能积聚水液而生病？

岐伯答道：肾是胃的关门，关门不通畅，水液就要聚集而生病了。水液在人体上下泛溢于皮肤，所以形成水肿。水肿的成因，就是水液积聚而生的病。

帝曰：诸水皆生于肾乎？

岐伯曰：肾者牝脏也，地气上者属于肾，而生水液也，故曰至阴。勇而劳甚则肾汗出，肾汗出逢于风，内不得入于脏腑，外不得越于皮肤，客于玄府，行于皮里，传为胕肿。本之于肾，名曰风水。所谓玄府者，汗空也。

【译文】

黄帝问：各种水病都是由肾而生成的吗？

岐伯答道：肾脏属阴，凡是由下而上蒸腾的地方都属于肾，因气化而生成的水液，所以叫至阴。逞勇力而劳动太过，则汗出于肾；出汗时遇到风邪，风邪从开泄之腠理侵入，汗孔骤闭，汗出不尽，向内不能入脏腑，向外也不得排泄于皮肤，于是逗留在玄府之中，皮肤之内，最后形成水肿病。此病之本在于肾，病名叫风水。所谓玄府，就是汗孔。

【原文】

帝曰：水俞五十七处者，是何主也？

岐伯曰：肾俞五十七穴，积阴之所聚也，水所从出入也。尻上五行行五者，此肾俞。故水病下为胕肿、大腹，上为喘呼、不得卧者，标本俱病。故肺为喘呼，肾为水肿，肺为逆不得卧，分为相输。俱受者，水气之所留也。伏兔上各二行行五者，此肾之街也。三阴之所交结于脚也。踝上各一行行六者，此肾脉之下行也，名曰太冲。凡五十七穴者，皆藏之阴络，水之所客也。

【译文】

黄帝问：治疗水病的腧穴有五十七个，它们属哪个脏器所主？

岐伯答道：肾腧五十七个穴位，皆是阴气积聚之地，也是水液由此出入之处。尻骨之上有五行，每行五个穴位，这些是肾的腧穴。所以水病表现在下部则为水肿、腹部胀大，表现在上部为呼吸喘急、不能平卧，这是肺与肾标本同病。所以肺病表现为呼吸喘急，肾病表现为水肿，肺病还表现为气逆，不得平卧；肺病与肾病的表现各不相同，但二者之间相互输应、相互影响着。之所以肺肾都发生了病变，是水气停留于两脏的缘故。伏兔上方各有两行，每行五个穴位，这里是肾气循行的重要道路。肾肝脾三条阴经交结在小腿上。足内踝上方各有一行，每行六个穴位，这是肾的经脉下行于脚的部分，名叫太冲。以上共五十七个穴位，都隐藏在人体下部或较深部的脉络之中，也是水液容易停聚的地方。

【原文】

帝曰：春取络脉分肉，何也？

岐伯曰：春者木始治，肝气始生，肝气急，其风疾，经脉常深，其气少，不能深入，故取络脉分肉间。

帝曰：夏取盛经分腠，何也？

岐伯曰：夏者火始治，心气始长，脉瘦气弱，阳气留溢，热熏分腠，内至于经，故取盛经分腠。绝肤而病去者，邪居浅也。所谓盛经者，阳脉也。

【译文】

黄帝问：春天针刺取络脉分肉之间，是什么原因？

岐伯答道：春天木气开始当令，肝气开始发生；肝气的特性是急躁，如变动的风一样，非常迅疾，但是肝的经脉往往藏于深部，而风刚刚发生，尚不太剧烈，不能深入经脉，所以只要浅刺络脉分肉之间就行了。

黄帝问：夏天针刺，取盛经分腠之间，是什么原因？

岐伯答道：夏天火气开始当令，心气开始生长壮大；如果脉形瘦小而搏动气势较弱，是阳气充裕流溢于体表，热气熏蒸于分肉腠理，向内影响于经脉，所以针刺应当取盛经分腠。针刺不要过深，只要透过皮肤病就可痊愈，是因为邪气居于浅表部位。所谓盛经，是指丰盛、充足的阳脉。

【原文】

帝曰：秋取经、俞，何也？

岐伯曰：秋者金始治，肺将收杀，金将胜火，阳气在合，阴气初胜，湿气及体，阴气未盛，未能深入，故取俞以泻阴邪，取合以虚阳邪。阳气始衰，故取于合。

帝曰：冬取井荥，何也？

岐伯曰：冬者水始治，肾方闭，阳气衰少，阴气坚盛，巨阳伏沉，阳脉乃去，故取井以下阴逆，取荥以实阳气。故曰："冬取井荥，春不鼽衄。"此之谓也。

【译文】

黄帝问：秋天针刺，要取经穴和腧穴，是什么原因？

岐伯答道：秋天金气开始当令，肺气开始收敛肃杀，金气渐旺逐步盛过衰退的火气，阳气在经脉的合穴，阴气初生，遇湿邪侵犯人体，但由于阴气未至太盛，不能助湿邪深入，因此针刺取经的腧穴以泻阴湿之邪，取阳经的合穴以泻阳热之邪。由于阳气开始衰退而阴气未至太盛，因此不取经穴而取合穴。

黄帝问：冬天针刺，要取井穴和荥穴，是什么原因？

岐伯答道：冬天水气开始当令，肾气开始闭藏，阳气已经衰少，阴气更加坚盛，太阳之气伏沉于下，阳脉也相随沉伏，所以针刺要取阳经的井穴以抑降其阴逆之气，取阴经的荥穴以充实不足之阳气。因此说"冬取井荥，春不鼽衄"，就是讲这个道理。

【原文】

帝曰：夫子言治热病五十九俞，余论其意，未能领别其处，愿闻其处，因闻其意。

岐伯曰：头上五行行五者，以越诸阳之热逆也。大杼、膺俞、缺盆、背俞，此八者，以泻胸中之热也。气街、三里、巨虚上下廉，此八者，以泻胃中之热也。云门、髃骨、委中、髓空，此八者，以泻四肢之热也。五脏俞傍五，此十者，以泻五脏之热也。凡此五十九穴，皆热之左右也。

帝曰：人伤于寒而传为热，何也？

岐伯曰：夫寒盛则生热也。

【译文】

黄帝道：夫子说过治疗热病有五十九个腧穴，我已知其大概，但还不知道这些腧穴的部位，请告诉我它们的部位和在治疗上的作用。

岐伯道：头上有五行，每行五个穴位，能泄越诸阳经上逆的热邪。大杼、膺俞、缺盆、背俞这八个穴位，可以泻除胸中的热邪。气街、三里、上巨虚和下巨虚这八个穴位，可以泻出胃中的热邪。云门、肩髃、委中、髓空这八个穴位，可以泻除四肢的热邪。五脏的俞穴两旁各有五穴，这十个穴位，可以泻五脏的热邪。以上共五十九个穴位，都在热邪所在部位的附近。

黄帝问：人感受了寒邪反而会转变为热证，这是什么原因？

岐伯答道：寒气盛极，就会郁而发热。

标本病传论篇

【原文】

黄帝问曰：病有标本，刺有逆从，奈何？

岐伯对曰：凡刺之方，必别阴阳，前后相应，逆从得施，标本相移。故曰：有其在标而求之于标，有其在本而求之于本，有其在本而求之于标，有其在标而求之于本。故治有取标而得者，有取本而得者，有逆取而得者，有从取而得者。故知逆与从，正行无问，知标本者，万举万当；不知标本，是谓妄行。

【译文】

黄帝问道：疾病有标和本的分别，刺法有逆和从的不同，是怎么回事？

岐伯答道：举凡针刺的准则，必定要先辨别其阴阳属性，把疾病前期和后期的关系联系起来，恰当地运用逆治和从治，灵活地处理治疗中的标本先后关系。所以说有的病在标就治标，有的病在本就治本，有的病在本却治标，有的病在标却治本。所以在治疗上，有治标而缓解的，有治本而见效的，有逆治而痊愈的，有从治而成功的。所以懂得了逆治和从治的原则，便能进行正确的治疗而不必疑虑；知道了标本之间的轻重缓急，治疗时就能屡试不爽，万无一失；如果不区分标本，那就是盲目行事了。

【原文】

夫阴阳、逆从、标本之为道也，小而大，言一而知百病之害；少而多，浅而博，可以言一而知百也。以浅而知深，察近而知远，言标与本，易而勿及。

治反为逆，治得为从。先病而后逆者治其本，先逆而后病者治其本，先寒而后生病者治其本，先病而后生寒者治其本，先热而后生病者治其本，先热而后生中满者治其标，先病而后泄者治其本，先泄而后生他病者治其本。必且调之，乃治其他病。先病而后生中满者治其标，先中满而后烦心者治其本。人有客气，有同气。小大不利治其标，小大利治其本。病发而有余，本而标之，先治其本，后治其标。病发而不足，标而本之，先治其标，后治其本。谨察间甚，以意调之，间者并行，甚者独行。先小大不利而后生病者治其本。

【译文】

阴与阳、逆与从、标与本，作为一种原则，可以让人由小到大地认识疾病，谈一个阴阳标本逆从的道理，就可以知道许多疾病的利害关系；由少可以推多，执简可以驭繁，所以一句话可以概括许多事物的道理。从浅显入手可以推知深微，观察目前的现象可以了解它的过去和未来。不过，讲标本的道理是很容易的，真正掌握与熟练运用就比较难了。

背逆病邪而治的为逆治，顺应经气而治的为从治。先患某病而后发生气血逆乱的，先治其本；先气血逆乱而后生病的，先治其本。先有寒而后生病的，先治其本；先有病而后生寒的，先治其本。先有热而后生病的，先治其本；先有热而后生中满腹胀的，先治其标。先有某病而后发生泄泻的，先治其本；先有泄泻而后发生疾病的，先治其本。必须先把泄泻调治好，然后再治其他病。先患某病而后发生中满腹胀的，先治其标；先患中满腹胀而后出现心烦的，先治其本。人体中有邪气，也有正气，凡是出现大小便不利的，先通利大小便以治其标；大小便通利则治其本病。疾病发作表现为有余，就用"本而标之"的治法，即先祛邪以治其本，后调理气血、恢复生理功能以治其标；疾病发作表现为正气不足，就用"标而本之"的治法，即先固护正气防止虚脱以治其标，后祛除邪气以治其本。（总之，）必须谨慎地观察疾病的轻重深浅，观察缓解期与发作期中标本缓急的不同，用心调理。凡病轻的，处于缓解期的，可以标本同治；凡病重的，或处于发作期的，应当采用专一的治本或治标的方法。另外，如果先有大小便不利而后并发其他疾病的，应当先治其本病。

【原文】

夫病传者，心病，先心痛，一日而咳，三日胁支痛；五日，闭塞不通，身痛体重，三日不已，死。冬夜半，夏日中。

肺病，喘咳，三日而胁支满痛；一日身重体痛，五日而胀，十日不已，死。冬日入，夏日出。

【译文】

疾病的传变规律，心病先发心痛，过一天病传入肺而产生咳嗽；再过三天病传入肝而胁肋胀痛；再过五天病传入脾而大便闭塞不通、身体疼痛沉重；再过三天不愈，就要死亡。冬天死于半夜，夏天死于中午。

肺病先见喘咳，三天不好病就会传入肝，则胁肋胀满疼痛；再过一天病邪传入脾，则身体沉重疼痛；再过五天病邪传入胃，则发生腹胀。再过十天不愈，就要死亡。冬天死于日落之时，夏天死于日出之时。

【原文】

肝病，头目眩，胁支满，三日体重身痛，五日而胀，三日腰脊少腹痛，胫痠，三日不已，死。冬日入，夏早食。

脾病，身痛体重，一日而胀，二日少腹腰脊痛，胫痠，三日背胂筋痛，小便闭；十日不已，死。冬人定，夏晏食。

【译文】

肝病先见头疼目眩，胁肋胀满，三天后病邪传入脾而身体沉重疼痛；再过五天病传于胃，产生腹胀；再过三天（病传于肾），产生腰脊少腹疼痛，膝胫发酸；再过三天不愈，就要死亡。冬天死于日落的时候，夏天死于吃早饭的时候。

脾病先见身体沉重疼痛，一天后病邪传入胃，发生腹胀；再过两天病邪传于肾，发生少腹腰椎疼痛，膝胫发酸；再过三天病邪入膀胱，发生背脊筋骨疼痛，小便不通；再过十天不愈，就要死亡。冬天死于申时之后，夏天死于寅时之后。

【原文】

肾病，少腹腰脊痛，骱痠，三日背胎筋痛，小便闭；三日腹胀；三日两胁支痛；三日不已，死。冬大晨，夏晏晡。

胃病，胀满，五日少腹腰脊痛，骱痠，三日背胎筋痛，小便闭；五日身体重；六日不已，死。冬夜半后，夏日映。

膀胱病，小便闭，五日少腹胀，腰脊痛，骱痠，一日腹胀；一日身体痛；二日不已，死。冬鸡鸣，夏下晡。

【译文】

肾病，先见少腹腰脊疼痛，膝胫发酸，三天后病邪传入膀胱，发生背脊筋骨疼痛，小便不通；再过三天病邪传入胃，产生腹胀；再过三天病邪传于肝，发生两胁胀痛；再过三天不愈，就要死亡。冬天死于天亮，夏天死于黄昏。

胃病，先见心腹部胀满，五天后病邪传于肾，发生少腹腰脊疼痛，膝胫发酸；再过三天病邪传入膀胱，发生背脊筋骨疼痛，小便不通；再过五天病邪传于脾，则身体沉重；再过六天不愈，就要死亡。冬天死于半夜之后，夏天死于午后。

膀胱发病，先见小便不通，五天后病邪传入肾，发生少腹胀满，腰脊疼痛，膝胫发酸；再过一天病邪传入胃，发生腹胀；再过一天病邪传于脾，发生身体疼痛；再过两天不愈，就要死亡。冬天死于半夜后，夏天死于下午。

【原文】

诸病以次相传，如是者皆有死期，不可刺；间一脏止，及至三四脏者，乃可刺也。

【译文】

各种疾病按次序相传，如同上面所说，都有一定的死期，不可以用针刺治疗；假如是间脏相传，或传过三脏、四脏，还是可以用针刺治疗。

天元纪大论篇

【原文】

黄帝问曰：天有五行，御五位，以生寒、暑、燥、湿、风。人有五脏，化五气，以生喜、怒、思、忧、恐。《论》言：五运相袭而皆治之，终期之日，周而复始。余已知之矣，愿闻其与三阴三阳之候奈何合之？

鬼臾区稽首再拜对曰：昭乎哉问也！夫五运阴阳者，天地之道也，万物之纲纪，变化之父母，生杀之本始，神明之府也，可不通乎！故物生谓之化，物极谓之变，阴阳不测谓之神，神用无方谓之圣。夫变化之为用也，在天为玄，在人为道，在地为化。化生五味，道生智，玄生神。神在天为风，在地为木；在天为热，在地为火；在天为湿，在地为土；在天为燥，在地为金；在天为寒，在地为水。故在天为气，在地成形，形气相感而化生万物矣。然天地者，万物之上下也；左右者，阴阳之道路也；水火者，阴阳之征兆也；金木者，生成之终始也。气有多少，形有盛衰，上下相召，而损益彰矣。

【译文】

黄帝问道：天有五行，统率东、西、南、北、中五方之位，从而产生出寒、暑、燥、湿、风等气候变化。人有五脏，化生五气，从而产生喜、怒、思、忧、恐等情志变化。《六节脏象论》说道：五运之气递相因袭，各有一定的顺序，到了一年终结之时，有重新开始的情况，我已经知道了。还希望再听一听，五运和三阴三阳的结合是怎样的呢？

鬼臾区恭敬地行了两次礼，答道：您问得真是太高明了！五运阴阳是自然界变化的根本规律，是自然万物的总纲，是发展变化的起源，是生长毁灭的根本，是天地万物无穷尽的变化所在，这些道理哪能不通晓呢？因而事物的开始发生叫作"化"，发展到极点叫作"变"，难以探测的阴阳变化叫作"神"，能够掌握和运用这种变化无边的原则的叫作"圣"。阴阳变化的作用，在宇宙空间表现为深远无穷，在人则表现为认识事物的自然规律，在地则表现为万物的生化。物质的生化产生五味，认识了自然规律而产生智慧，在深远的宇宙空间产生无穷尽的变化。神明的作用，在天为风，在地为木；在天为热，在地为火；在天为湿，在地为土；在天为燥，在地为金；在天为寒，在地为水。所以在天为无形之气，在地为有形之质，形和气相互感召，就能变化和产生万物。天覆于上，地载于下，所以天地是万物的上下；阳升于左，阴降于右，所以左右是阴阳升降的道路；水属阴，火属阳，所以水火是阴阳的象征；万物发生于春属木，成实于秋属金，所以金木是生成的终始。阴阳之气并不是一成不变的，它有多与少的不同，有形物质在发展过程中也有旺盛和衰老的区别，在上之气和在下之质互相感召，事物太过和不及的形象就都显露出来了。

【原文】

帝曰：愿闻五运之主时也何如？

鬼臾区曰：五气运行，各终期日，非独主时也。

帝曰：请闻其所谓也。

鬼臾区曰：臣积考《太始天元册》文曰：太虚寥廓，肇基化元，万物资始，五运终天，布气真灵，揔统坤元，九星悬朗，七曜周旋，曰阴曰阳，曰柔曰刚。幽显既位，寒暑弛张。生生化化，品物咸章。臣斯十世，此之谓也。

【译文】

黄帝问：希望听一听关于五运分主四时是怎样的呢？

鬼臾区答道：五气运行，每气各能主一年，不是单独只主四时。

黄帝道：请您把其中的道理讲给我听。

鬼臾区答道：我已经查考了《太始天元册》，上面说：广阔无边的天空，是化生万物的基础，万物生长的开始；五运行于天道，终而复始，布施天地真元之气，概括大地生化的本元；九星悬照天空，七曜按周天之度旋转，于是万物有阴阳的不断变化，有柔刚的不同性质，幽暗和显明按一定的位次出现，寒冷和暑热按一定的季节往来，这些生生不息之机，变化无穷之道，宇宙万物的不同形象，都表现出来了。我家研究这些道理已有十世，就是这个意思。

【原文】

帝曰：善。何谓气有多少，形有盛衰？

鬼臾区曰：阴阳之气，各有多少，故曰三阴三阳也。形有盛衰，谓五行之治，各有太过不及也。故其始也，有余而往，不足随之；不足而往，有余从之。知迎知随，气可与期。应天为天符，承岁为岁直，三合为治。

帝曰：上下相召，奈何？

鬼臾区曰：寒暑燥湿风火，天之阴阳也，三阴三阳上奉之。木火土金水火，地之阴阳也，生长化收藏下应之。天以阳生阴长，地以阳杀阴藏。天有阴阳，地亦有阴阳。故阳中有阴，阴中有阳。所以欲知天地之阴阳者。应天之气，动而不息，故五岁而右迁；应地之气，静而守位，故六期而环会。动静相召，上下相临，阴阳相错，而变由生也。

【译文】

黄帝道：说得太好了！那么，什么叫作气有多少、形有盛衰呢？

鬼臾区答道：阴气与阳气，各有多与少的不同，所以才分别为三阴三阳。形有盛衰，指五行所主的气运，各有太过与不及的区别。例如开始是太过的阳年过后，随之而来的是不及的阴年，不及的阴年过后，随之而来的是太过的阳年。只要明白了迎之而至的属于什么气，随之而至的属于什么气，对一年中运气的盛衰情况，就可以预先知道。凡一年的中运之气与司天之气相符的，属于"天符"之年；一年的中运之气与岁支的五行相同的，属于"岁直"之年；一年的中运之气与司天之气和岁支的五行均相合的，属于"三合"之年，就算是"治"了。

黄帝问：天气和地气互相感召是怎样的呢？

鬼臾区答道：寒、暑、燥、湿、风、火，为天的阴阳，三阴三阳与之相对应。木、火、土、金、水、火，为地的阴阳，生、长、化、收、藏与之相对应。天是以阳生阴长的，地是以阳杀阴藏的。天气有阴阳，地气也有阴阳。因此说：阳中有阴，阴中有阳。所以想要知道天地的变化情况，就要了解五行应于天干而为五运，常动而不息，故五年之间，自东向西，每运转换一次；六气应于地支，为三阴三阳，其运行较迟，各守其位，故六年环周一次。由于动和静互相感召，天气和地气互相加临，阴气和阳气互相交错，而运气的变化就发生了。

【原文】

帝曰：上下周纪，其有数乎？

鬼臾区曰：天以六为节，地以五为制。周天气者，六期为一备；终地纪者，五岁为一周。君火以明，相火以位。五六相合，而七百二十气为一纪，凡三十岁；千四百四十气，凡六十岁而为一周。不及太过，斯皆见矣。

【译文】

黄帝问：天气和地气循环周旋，有没有一定的规律呢？

鬼臾区答道：天以六气为节，地以五行为制。司天之气，六年循环一周，谓之一备；司地之气，五年循环一周，谓之一周。主运之气的火运，君火是有名而不主令，相火代君宣化火令。六气和五运互相结合，七百二十个节气，称为一纪，共三十年；一千四百四十个节气，共六十年而成为甲子一周，在这六十年中，气和运的太过和不及，都可以出现。

【原文】

帝曰：夫子之言，上终天气，下毕地纪，可谓悉矣。余愿闻而藏之，上以治民，下以治身，使百姓昭著，上下和亲，德泽下流，子孙无忧，传之后世，无有终时。可得闻乎？

鬼臾区曰：至数之机，迫迮以微，其来可见，其往可追，敬之者昌，慢之者亡，无道行私，必得天殃，谨奉天道，请言真要。

【译文】

黄帝道：夫子所谈论的，上则终尽天气，下则穷究地理，可以说是极其详尽了。我想把它保存下来，上以调治百姓的疾苦，下以保养自己的身体，并使百姓也都明白这些道理，上下和睦亲爱，德泽广泛流行，并能传之于子孙后世，使他们不必发生忧虑，永无终止。可以再听你谈谈吗？

鬼臾区答道：五运六气相结合的机理，很是微妙而深切，它来的时候，可以看得见；它去的时候，是可以追溯的。遵从这些规律，就能繁荣昌盛；违背这些规律，就要损折夭亡。不遵守这些规律，而只按个人意志行事，必然要遇到灾殃。现在请让我根据自然规律讲讲其中的真理要道。

【原文】

帝曰：善言始者，必会于终。善言近者，必知其远。是则至数极，而道不惑，所谓明矣。愿夫子推而次之，令有条理，简而不匮，久而不绝，易用难忘，为之纲纪。至数之要，愿尽闻之。

鬼臾区曰：昭乎哉问！明乎哉道！如鼓之应桴，响之应声也。臣闻之，甲己之岁，土运统之；乙庚之岁，金运统之；丙辛之岁，水运统之；丁壬之岁，木运统之；戊癸之岁，火运统之。

【译文】

黄帝说：善于谈论事物起源的人，必然也能知道它的结果；善于谈论近处事情的人，必然也知道推及远处的道理。气运的至数虽很深远，而并不至于被其中的道理迷惑，这就是所谓明了的境界。请先生把这些道理进一步加以推演，使它更有条理，简明而又不遗漏，长久相传而不至于断绝，容易掌握而不会忘记，使其能提纲挈领。这些至理要道，我想听您详细地讲一讲。

鬼臾区道：您说的道理非常明白！您提的问题也非常高明啊！如同鼓槌击在鼓上的应声，又像发出声音立即得到回响一样。臣听说过，凡是甲年己年都是土运治理，乙年庚年都是金运治理，丙年辛年都是水运治理，丁年和壬年都是木运治理，戊年和癸年都是火运治理。

【原文】

帝曰：其于三阴三阳，合之奈何？

鬼臾区曰：子午之岁，上见少阴；丑未之岁，上见太阴；寅申之岁，上见少阳；卯酉之岁，上见阳明；辰戌之岁，上见太阳；巳亥之岁，上见厥阴。少阴所谓标也，厥阴所谓终也。厥阴之上，风气主之；少阴之上，热气主之；太阴之上，湿气主之；少阳之上，相火主之；阳明之上，燥气主之；太阳之上，寒气主之。所谓本也，是谓六元。

帝曰：光乎哉道！明乎哉论！请著之玉版，藏之金匮，署曰《天元纪》。

【译文】

黄帝问：五运与三阴三阳是怎样相合的呢？

鬼臾区答道：子年午年皆是少阴司天，丑年未年皆是太阴司天，寅年申年皆是少阳司天，卯年酉年皆是阳明司天，辰年戌年皆是太阳司天，巳年亥年皆是厥阴司天。地支十二从子开始而终于亥，子年是少阴司天，亥年是厥阴司天，所以按这个顺序排列，少阴是起首，厥阴是终结。厥阴司天，风气主令；少阴司天，热气主令；太阴司天，湿气主令；少阳司天，相火主令；阳明司天，燥气主令；太阳司天，寒气主令。这就是三阴三阳的本元，所以叫作六元。

黄帝道：您说的道理真是光明伟大！您的论述真是明明白白啊！我将把它刻录在玉版之上，藏在金匮里，名为《天元纪》。

五运行大论篇

【原文】

黄帝坐明堂，始正天纲，临观八极，考建五常，请天师而问之曰：论言天地之动静，神明为之纪。阴阳之升降，寒暑彰其兆。余闻五运之数于夫子，夫子之所言，正五气之各主岁尔，首甲定运，余因论之。

鬼臾区曰：土主甲己，金主乙庚，水主丙辛，木主丁壬，火主戊癸。子午之上，少阴主之；丑未之上，太阴主之；寅申之上，少阳主之；卯酉之上，阳明主之；辰戌之上，太阳主之；巳亥之上，厥阴主之。不合阴阳，其故何也？

岐伯曰：是明道也，此天地之阴阳也。夫数之可数者，人中之阴阳也，然所合，数之可得者也。夫阴阳者，数之可十，推之可百，数之可千，推之可万。天地阴阳者，不以数推，以象之谓也。

【译文】

黄帝坐在明堂内，开始校正天之纲纪，观看地之八极，考察五行运气的变化，请来天师岐伯并询问他道：经论中说天地的动静，以冥冥之中的规律作为纲纪。阴阳的升降，以寒暑的更替来显示其征兆。我曾听先生讲过五运的规律，先生所讲的，只是五运之气各自的主岁，应当从甲年开始，我曾经和鬼臾区进一步讨论这个问题。

鬼臾区说：土运主甲年和己年，金运主己年和庚年，水运主丙年和辛年，木运主丁年和壬年，火运主戊年和癸年。子年和午年，少阴司天；丑年和未年，太阴司天；寅年和申年，少阳司天；卯年和酉年，阳明司天；辰年和戌年，太阳司天；巳年和亥年，厥阴司天。这和以前所说的阴阳之论不符，是什么原因呢？

岐伯说：这个道理很明显，此处所说的是天地的阴阳。那些可以查数的，只是人身当中的阴阳，其与天地阴阳相合，能够得出阴阳之数。这种阴阳，可以从十推演到百，从千推演到万。至于天地的阴阳，却不能用数来类推，只能从观察自然万象的变化来推求。

【原文】

帝曰：愿闻其所始也。

岐伯曰：昭乎哉问也！臣览《太始天元册》文，丹天之气，经于牛女戊分；黅天之气，经于心尾己分；苍天之气，经于危室柳鬼；素天之气，经于亢氐昴毕；玄天之气，经于张翼娄胃。所谓戊己分者，奎壁角轸，则天地之门户也。夫候之所始，道之所生，不可不通也。

【译文】

黄帝说：希望听一听它是如何开始的。

岐伯说：这个问题真是高明啊！我曾经阅览《太始天元册》，其中记载：天空之中有赤色的气，分布牛、女二宿与西北方的戊位之间；黄色的气，分布在心、尾二宿与东南方的己位之间；青色的气，分布在危、室二宿与柳、鬼二宿之间；白色的气，分布在亢、氐二宿与昴、毕二宿之间；黑色的气，分布在张、翼二宿与娄、胃二宿之间。所谓的戊位、己位，分别是奎、壁二宿和角、轸二宿所在的方位，称为天地的门户。这是推演气候的开始，是由自然规律所产生的，不能够不明白。

【原文】

帝曰：善。《论》言天地者，万物之上下；左右者，阴阳之道路。未知其所谓也。

岐伯曰：所谓上下者，岁上下见阴阳之所在也。左右者，诸上见厥阴，左少阴，右太阳；见少阴，左太阴，右厥阴；见太阴，左少阳，右少阴；见少阳，左阳明，右太阴；见阳明，左太阳，右少阳；见太阳，左厥阴，右阳明。所谓面北而命其位，言其见也。

【译文】

黄帝说：说得好。《天元纪大论》说：天地，是万物的上下；左右，是阴阳运行的道路。不知道这是什么意思。

岐伯说：这里所说的"上下"，指的是该年的司天在泉位置上的阴阳。所谓"左右"，指的是司天的左右，凡是在司天的位置见到厥阴，左边是少阴，右边是太阳；见到少阴，左边是太阴，右边是厥阴；见到太阴，左边是少阳，右边是少阴；见到少阳，左边是阳明，右边是太阴；见到阳明，左边是太阳，右边是少阳；见到太阳，左边是厥阴，右边是阳明。这里所说的"左右"，指的是面向北方时所见的位置。

【原文】

帝曰：何谓下？

岐伯曰：厥阴在上，则少阳在下，左阳明，右太阴；少阴在上，则阳明在下，左太阳，右少阳；太阴在上，则太阳在下，左厥阴，右阳明，少阳在上，则厥阴在下，左少阴，右太阳；阳明在上，则少阴在下，左太阴，右厥阴；太阳在上，则太阴在下，左少阳，右少阴。所谓面南而命其位，言其见也。上下相遘，寒暑相临，气相得则和，不相得则病。

帝曰：气相得而病者，何也？

岐伯曰：以下临上，不当位也。

【译文】

黄帝说：什么叫做下（在泉）？

岐伯说：厥阴司天，则少阳在泉，左边是阳明，右边是太阴；少阴司天，则阳明在泉，左边是太阳，右边是少阳；太阴司天，则太阳在泉，左边是厥阴，右边是阳明；少阳司天，则厥阴在泉，左边是少阴，右边是太阳；阳明司天，则少阴在泉，左边是太阴，右边是厥阴；太阳司天，则太阴在泉，左边是少阳，右边是少阴。这里所说的"左右"，指的是面向南方时所见的位置。客气与主气相互交合，寒暑相互加临，若其气相生就属平和，相克就会生病。

黄帝说：有时气相生却生病，这是什么缘故呢？

岐伯说：以下位临于上位，虽然相生，却也是不当其位。

【原文】

帝曰：动静何如？

岐伯曰：上者右行，下者左行，左右周天，余而复会也。

帝曰：余闻鬼臾区曰：应地者静。今夫子乃言下者左行，不知其所谓也，愿闻何以生之乎？

岐伯曰：天地动静，五行迁复，虽鬼臾区其上候而已，犹不能遍明。夫变化之用，天垂象，地成形，七曜纬虚，五行丽地。地者，所以载生成之形类也；虚者，所以列应天之精气也。形精之动，犹根本之与枝叶也，仰观其象，虽远可知也。

【译文】

黄帝说：天地运动和静止是怎样的？

岐伯说：在上面的天向右运行，在下面的地向左运行，左右旋转一周就是一年，然后回到原来的位置。

黄帝说：我听鬼臾区说，应地之气是静止不动的。如今先生却说"在下面的地向左运行"，不知道是什么意思，希望听听这是如何发生的？

岐伯说：天地的运动与静止，五行的变化往复，虽然鬼臾区上察天的运行情况，却还没有全面了解。关于天地的变化作用，在天以星象显现，在地形成有形的万物，日月五星在太空当中运行，五行之气附着在大地上面。大地，是用来承载由五行之气化生的各类有形物质的；天空，是用来陈列日月五星这应天之精气的。地上的有形物质与天上的精气，就如同根本和枝叶一般，抬起头来观看天象，虽然距离非常遥远，却也是可以了解的。

【原文】

帝曰：地之为下，否乎？

岐伯曰：地为人之下，太虚之中者也。

帝曰：冯乎？

岐伯曰：大气举之也。燥以干之，暑以蒸之，风以动之，湿以润之，寒以坚之，火以温之。故风寒在下，燥热在上，湿气在中，火游行其间。寒暑六入，故令虚而生化也。故燥胜则地干，暑胜则地热，风胜则地动，湿胜则地泥，寒胜则地裂，火胜则地固矣。

【译文】

黄帝说：大地在宇宙的最下面，不是吗？

岐伯说：大地在人的下面，在太空之中。

黄帝说：它依靠什么呢？

岐伯说：大气将它托举起来。燥气让它干燥，暑气让它蒸发，风气让它运动，湿气让它润泽，寒气让它坚实，火气让它温暖。因而风寒在下面，燥热在上面，湿气在中央，火气游行于其间。一年之中，风寒暑湿燥火六气进入大地，因而使其化生万物。所以燥气太盛大地就会干燥，暑气太盛大地就会发热，风气太盛大地就会动荡，湿气太盛大地就会泥泞，寒气太盛大地就会冻裂，火气太盛大地就会坚固。

【原文】

帝曰：天地之气，何以候之？

岐伯曰：天地之气，胜复之作，不形于诊也。《脉法》曰：天地之变，无以脉诊。此之谓也。

【译文】

黄帝说：天地之气，怎样从脉上来观察呢？

岐伯说：天地之气，胜复的变化，不会在脉诊上显现出来。《脉法》说：天地的变化，不能根据脉象来诊察。说的就是这个意思。

【原文】

帝曰：间气何如？

岐伯曰：随气所在，期于左右。

帝曰：期之奈何？

岐伯曰：从其气则和，违其气则病，不当其位者病，迁移其位者病，失守其位者危，尺寸反者死，阴阳交者死。先立其年，以知其气，左右应见，然后乃可以言死生之逆顺。

【译文】

黄帝说：间气怎样诊察呢？

岐伯说：根据间气所在的位置，探察左右手的脉象。

黄帝说：怎样探察呢？

岐伯说：脉顺应气的就平和，脉违逆气的就会生病，脉不在正确的位置会生病，左右脉位置相反的会生病，见到相克脉象的病情就危重，尺脉和寸脉相反的就会死亡，阴阳交错的也会死亡。首先要确定这一年，从而知道它的天地之气，确定左右间气应当出现的位置，然后才可以推测人的生死以及病情的逆顺。

【原文】

帝曰：寒暑燥湿风火，在人合之，奈何？其于万物，何以生化？

岐伯曰；东方生风，风生木，木生酸，酸生肝，肝生筋，筋生心。其在天为玄，在人为道，在地为化。化生五味，道生智，玄生神，化生气。神在天为风，在地为木，在体为筋，在气为柔，在脏为肝。其性为暄，其德为和，其用为动，其色为苍，其化为荣，其虫毛，其政为散，其令宣发，其变摧拉，其眚为陨，其味为酸，其志为怒。怒伤肝，悲胜怒；风伤肝，燥胜风；酸伤筋，辛胜酸。

【译文】

黄帝说：寒暑燥湿风火，这六气与人体相应和，情况是怎样的呢？它们对于万物，又是怎样生化的呢？

岐伯说：东方产生风，风气让木类生长，木类产生酸味，酸味能够滋养肝脏，肝血可以滋养筋膜，筋膜又能使心气旺盛。六气变化，在天为玄冥之象，在人为适应变化规律，在地为化生万物。万物化生形成五味，人适应变化之道就会产生智慧，天的玄冥之象可以生成变化莫测的神明，从而化生五行六气。神明在天对应风，在地对应木，在人体对应筋，在气对应柔和，在内脏对应肝。它的性质是温暖，它德性是平和，它的功用是运动，它的颜色是青色，它的变化是繁荣，它在动物上对应有毛的兽类，它的作用是疏散，它的时令是宣发，它的变动是摧折败坏，它的灾害是陨落，它在五味上对应酸味，它的情志是愤怒。怒会伤肝，悲哀可以抑制怒气；风气会伤肝，燥气可以克制风气；酸味会伤筋，辛味可以克制酸味。

【原文】

南方生热，热生火，火生苦，苦生心，心生血，血生脾。其在天为热，在地为火，在体为脉，在气为息，在脏为心。其性为暑，其德为显，其用为躁，其色为赤，其化为茂，其虫羽，其政为明，其令郁蒸，其变炎烁，其眚燔焫，其味为苦，其志为喜。喜伤心，恐胜喜；热伤气，寒胜热；苦伤气，咸胜苦。

【译文】

南方产生热，热气会让火气旺，火气可以产生苦味，苦味滋养心脏，心脏可以产生血脉，心血可以滋养脾脏。神明在天对应热，在地对应火，在人体对应血脉，在气对应万物生长，在内脏对应心。它的性质是暑热，它的德性是显现物象，它的功用是躁动，它的颜色是赤红，它的变化是使万物茂盛，它在动物上对应长羽毛的禽类，它的作用是光明，它的时令是地气上蒸，它的变动是炎热灼烁，它的灾害是焚烧，它在五味上对应苦味，它在情志上对应欢喜。喜会伤心，恐惧可以抑制喜气；热会伤气，寒气可以克制热气；苦味会伤气，咸味可以克制苦味。

【原文】

中央生湿，湿生土，土生甘，甘生脾，脾生肉，肉生肺。其在天为湿，在地为土，在体为肉，在气为充，在脏为脾。其性静兼，其德为濡，其用为化，其色为黄，其化为盈，其虫倮，其政为谧，其令云雨，其变动注，其眚淫溃，其味为甘，其志为思。思伤脾，怒胜思；湿伤肉，风胜湿；甘伤脾，酸胜甘。

【译文】

中央产生湿，湿气可以让土气生长，土可以产生甘味，甘味可以滋养脾脏，脾可以滋养肌肉，肌肉可以使肺气旺盛。神明在天对应湿，在地对应土，在人体对应肌肉，在气对应物体充盈，在内脏对应脾。它的性质是安静能兼化万物，它的德性是润泽潮湿，它的功用是生化，它的颜色是黄色，它的变化是使万物盈满，它在动物对应无毛无羽的裸体动物，它的作用是使天气平静，它的时令是布化云雨，它的变动是久雨不止，它的灾害是大水泛滥，它在五味上对应甘甜，它在情志上对应忧思。忧思可以伤脾，怒火可以抑制忧思；忧思可以伤肌肉，风气可以克制湿气；甘味会伤脾，酸味可以克制甘味。

【原文】

西方生燥，燥生金，金生辛，辛生肺，肺生皮毛，皮毛生肾。其在天为燥，在地为金，在体为皮毛，在气为成，在脏为肺。其性为凉，其德为清，其用为固，其色为白，其化为敛，其虫介，其政为劲，其令雾露，其变肃杀，其眚苍落，其味为辛，其志为忧。忧伤肺，喜胜忧；热伤皮毛，寒胜热；辛伤皮毛，苦胜辛。

【译文】

西方产生燥，燥气可以让金气生长，金气可以产生辛味，辛味可以滋养肺脏，肺可以滋养皮毛，皮毛可以使肾气旺盛。神明在天对应燥，在地对应金，在人体对应皮毛，在气对应万物成熟，在内脏对应肺。它的性质是清凉，它的德性是洁净，它的功用是坚固，它的颜色是白色，它的变化是收敛，它在动物对应甲壳类动物，它的作用是刚劲有力，它的时令是雾露，它的变动是让万物肃杀，它的灾害是枝叶凋落，它在五味上对应辛，在情志上对应忧愁。忧愁可以伤肺，欢喜可以抑制忧愁；热气可以伤皮毛，寒气可以克制热气；辛味会伤皮毛，苦味可以克制辛味。

【原文】

北方生寒，寒生水，水生咸，咸生肾，肾生骨髓，髓生肝。其在天为寒，在地为水，在体为骨，在气为坚，在脏为肾。其性为凛，其德为寒，其用为藏，其色为黑，其化为肃，其虫鳞，其政为静，其令霜雪，其变凝冽，其眚冰雹，其味为咸，其志为恐。恐伤肾，思胜恐；寒伤血，燥胜寒；咸伤血，甘胜咸。

五气更立，各有所先，非其位则邪，当其位则正。

【译文】

北方产生寒，寒气可以让水气生长，水气可以产生咸味，咸味可以滋养肾脏，肾可以滋养骨髓，骨髓可以滋养肝脏。神明在天对应寒，在地对应水，在人体对应骨，在气对应物体坚实，在内脏对应肾。它的性质是凛冽，它的德性是寒冷，它的功用是闭藏，它的颜色是黑色，它的变化是使万物整肃，它在动物对应有鳞片的动物，它的作用是平静，它的时令是冰雪，它的变动是水冰气寒，它的灾害是冰雹，它在五味上对应咸味，它在情志上对应恐惧。恐惧可以伤肾，思虑可以抑制恐惧；寒气可以伤血，燥气可以克制寒气；咸味可以伤血，甘味可以克制咸味。

五气交替主时，各自有先至的气候，和时令相反就是邪气，和时令相合就是正气。

【原文】

帝曰：病生之变，何如？

岐伯曰：气相得则微，不相得则甚。

帝曰：主岁何如？

岐伯曰：气有余，则制己所胜，而侮所不胜；其不及，则己所不胜侮而乘之，己所胜轻而侮之。侮反受邪，侮而受邪，寡于畏也。

帝曰：善。

【译文】

黄帝说：病变产生的情况，是怎样的？

岐伯说：气与时令相合病情轻微，不相合则病情严重。

黄帝说：五气主岁是怎样的？

岐伯说：气有余，则既可以克制自己能克的气，又可以欺侮克制自己的气；气不足，不仅克制自己的气趁机前来欺侮，而且自己原本可以克制的气也会轻蔑地欺侮自己。那些被欺侮的会受邪气侵犯，进行欺侮的也会受邪气侵犯，这是因为它无所忌惮。

黄帝说：说得好。

六微旨大论篇

【原文】

黄帝问曰：呜乎远哉！天之道也，如迎浮云，若视深渊。视深渊尚可测，迎浮云莫知其极。夫子数言谨奉天道，余闻而藏之。心私异之，不知其所谓也。愿夫子溢志尽言其事，令终不灭，久而不绝。天之道可得闻乎？

岐伯稽首再拜对曰：明乎哉问！天之道也，此因天之序，盛衰之时也。

【译文】

黄帝问道：哎呀，真是深远啊！天道运行的规律，就如同仰望浮云，又如同俯视深渊。俯视深渊还能够测量，仰望浮云却不知道它的终点。先生多次说要小心谨慎地奉行天道，我听了后便记了下来。但是，私下心里还有些疑惑，不知道说的是什么意思。希望先生详细地讲讲其中的道理，使其永远也不泯灭，长久地流传下去而不断绝。天道运行的规律我可以听到吗？

岐伯以头叩地拜了两次回答说：你的问题问得很高明啊！天道运行的规律，就是由于运气秩序的变更，表现为自然气象的盛衰。

【原文】

帝曰：愿闻天道六六之节，盛衰何也?

岐伯曰：上下有位，左右有纪。故少阳之右，阳明治之；阳明之右，太阳治之；太阳之右，厥阴治之；厥阴之右，少阴治之；少阴之右，太阴治之；太阴之右，少阳治之。此所谓气之标，盖南面而待也。故曰：因天之序，盛衰之时，移光定位，正立而待之，此之谓也。

【译文】

黄帝说：希望听一听天道六六之节，以及盛衰变化是怎样的?

岐伯说：上下六步有特定的位置，左右升降有特定的顺序。所以少阳的右边，由阳明所掌控；阳明的右边，由太阳所掌控；太阳的右边，由厥阴所掌控；厥阴的右边，由少阴所掌控；少阴的右边，由太阴所掌控；太阴的右边，由少阳所掌控。这便是所说的六气之标，是面朝南方而确定的位置。所以说，根据天气变化的顺序，时令有盛衰之分，通过日影移动的刻度来确定位置，南面正立以进行观察，说的就是这个道理。

【原文】

少阳之上，火气治之，中见厥阴；阳明之上，燥气治之，中见太阴；太阳之上，寒气治之，中见少阴；厥阴之上，风气治之，中见少阳；少阴之上，热气治之，中见太阳；太明之上，湿气治之，中见阳明。所谓本也，本之下，中之见也，见之下，气之标也。本标不同，气应异象。

【译文】

少阳的上边，由火气掌控，所以中气是厥阴；阳明的上边，由燥气掌控，所以中气是太阴；太阳的上边，由寒气掌控，所以中气是少阴；厥阴的上边，由风气掌控，所以中气是少阳；少阴的上边，由热气掌控，所以中气是太阳；太阴的上边，由湿气掌控，所以中气是阳明。以上所说的"上边"是三阴三阳的本气，本气之下，是中气，中气之下，是六气之标。由于本和标不同，所以六气反映的现象也是不同的。

【原文】

帝曰：其有至而至，有至而不至，有至而太过，何也？

岐伯曰：至而至者和；至而不至，来气不及也；未至而至，来气有余也。

帝曰：至而不至，未至而至，如何？

岐伯曰：应则顺，否则逆，逆则变生，变则病。

帝曰：善。请言其应。

岐伯曰：物生其应也，气脉其应也。

【译文】

黄帝说：六气有时至而气至的，有时至而气不至的，有气先时而至的，这是为什么呢？

岐伯说：时至而气也至的，为和平之气；时至而气不至的，是来气还没有到达；时未至而气已至的，是来气有余。

黄帝说：时至而气不至，时未至而气已至，会怎么样呢？

岐伯说：时与气相应而来则为顺，否则为逆，逆就要产生异常的变化，异常变化就会生病。

黄帝说：说得好。请再讲一下相应的情况。

岐伯说：万物与生长是相应的，大气与脉象是相应的。

【原文】

帝曰：善。愿闻地理之应六节气位，何如？

岐伯曰：显明之右，君火之位也；君火之右，退行一步，相火治之；复行一步，土气治之；复行一步，金气治之；复行一步，水气治之；复行一步，木气治之；复行一步，君火治之。

相火之下，水气承之；水位之下，土气承之；土位之下，风气承之；风位之下，金气承之；金位之下，火气承之；君火之下，阴精承之。

帝曰：何也？

岐伯曰：亢则害，承乃制，制则生化。外列盛衰，害则败乱，生化大病。

【译文】

黄帝说：说得好。希望听你讲一讲六气主时的位置是怎样的？

岐伯说：春分节之后，为少阴君火的位置；君火的右边，后退一步，为少阳相火主治的位置；再后退一步，为太阴土气主治的位置；再后退一步，为阳明金气主治的位置；再后退一步，为太阳水气主治的位置；再后退一步，为厥阴木气主治的位置；再后退一步，为少阴君火主治的位置。

相火主治位置的下面，由水气来承袭制约它；水气主治位置的下面，由土气来承袭制约它；土气主治位置的下面，由风气来承袭制约它；风气主治位置的下面，由金气来承袭制约它；金气主治位置的下面，由火气来承袭制约它；君火主治位置的下面，由阴精来承袭制约它。

黄帝说：这是什么原因呢？

岐伯说：六气亢盛就会造成伤害，要有承袭之气来制约它，递相制约才能生化。如果亢盛没有制约，就会使生化之机毁败紊乱，从而产生极大的病变。

【原文】

帝曰：盛衰何如？

岐伯曰：非其位则邪，当其位则正。邪则变甚，正则微。

帝曰：何谓当位？

岐伯曰：木运临卯，火运临午，土运临四季，金运临酉，水运临子，所谓岁会，气之平也。

帝曰：非位何如？

岐伯曰：岁不与会也。

【译文】

黄帝说：自然界的盛衰情况是怎样的呢？

岐伯说：不当其位的便是邪气，恰当其位的则是正气。

邪气致病会很严重，正气致病则很轻微。

黄帝说：怎样算是"恰当其位"呢？

岐伯说：比如木运遇见卯年，火运遇见午年，土运遇见辰、戌、丑、末年，金运遇见酉年，水运遇见子年，这便是所说的"岁会"，也就是运气和平。

黄帝说：不当其位会怎么样呢？

岐伯说：那就是主岁的天干和地支不能在五方正位相会。

【原文】

帝曰：土运之岁，上见太阴；火运之岁，上见少阳、少阴；金运之岁，上见阳明；木运之岁，上见厥阴；水运之岁，上见太阳，奈何？

岐伯曰：天之与会也，故《天元册》曰天符。

帝曰：天符岁会，何如？

岐伯曰：太一天符之会也。

【译文】

黄帝说：土运主岁，司天为太阴；火运主岁，司天为少阳、少阴；金运主岁，司天为阳明；木运主岁，司天为厥阴；水运主岁，司天为太阳，这些都是如何分的呢？

岐伯说：这是司天和五运相会，所以《天元册》中称之为"天符"。

黄帝说：既是"天符"又是"岁会"的情况，会怎么样呢？

岐伯说：这就叫做太一天符的会合。

帝曰：其贵贱何如？

岐伯曰：天符为执法，岁位为行令，太一天符为贵人。

帝曰：邪之中也，奈何？

岐伯曰：中执法者，其病速而危；中行令者，其病徐而持；中贵人者，其病暴而死。

帝曰：位之易也，何如？

岐伯曰：君位臣则顺，臣位君则逆。逆则其病近，其害速；顺则其病远，其害微。所谓二火也。

【译文】

黄帝说：它们之间有什么贵贱的区别吗？

岐伯说：天符如同执法，岁会如同行令，太一天符如同贵人。

黄帝说：邪气侵袭而发病，三者有什么不同呢？

岐伯说：被执法之邪侵袭的，发病快速并且危重；被行令之邪侵袭的，发病缓慢并且持久；被贵人之邪侵袭的，发病急剧并且容易死亡。

黄帝说：六气的位置相互变换，会怎么样呢？

岐伯说：君在臣位上为顺，臣在君位上为逆。逆者发病急，危害大；顺者发病慢，危害轻微。这里所说的六气位置变换，是指君火和相火说的。

【原文】

帝曰：善。愿闻其步，何如？

岐伯曰：所谓步者，六十度而有奇，故二十四步，积盈百刻而成日也。

帝曰：六气应五行之变，何如？

岐伯曰：位有终始，气有初中，上下不同，求之亦异也。

帝曰：求之奈何？

岐伯曰：天气始于甲，地气始于子，子甲相合，命曰岁立。谨候其时，气可与期。

【译文】

黄帝说：说得好。希望听一听六气的步位是怎样的？

岐伯说：所谓"一步"，就是六十日有零的时间，所以在二十四步后，积每年刻度的余数满一百刻，就成为一日。

黄帝说：六气和五行相应的变化，是怎么样的？

岐伯说：由于每一个气位都有始有终，每一气有初气与中气之分，有天气与地气的区别，所以推求起来便有了差异。

黄帝说：如何推求呢？

岐伯说：天气从甲开始，地气从子开始，子和甲相互结合起来，就称为"岁立"。谨慎地注意交气的时间，就可以推求六气终始的会合。

【原文】

帝曰：愿闻其岁，六气始终，早晏何如？

岐伯曰：明乎哉问也！甲子之岁，初之气，天数始于水下一刻，终于八十七刻半；二之气，始于八十七刻六分，终于七十五刻；三之气，始于七十六刻，终于六十二刻半；四之气，始于六十二刻六分，终于五十刻；五之气，始于五十一刻，终于三十七刻半；六之气，始于三十七刻六分，终于二十五刻。所谓初六，天之数也。

【译文】

黄帝说：希望听一听每年六气始终的早晚是怎样的？

岐伯说：这个问题问得很高明啊！在甲子年份，初气的天时刻数从水下一刻开始，到八十七刻五分终止；第二气从八十七刻六分开始，到七十五刻终止；第三气从七十六刻开始，到六十二刻五分终止；第四气从六十二刻六分开始，到五十刻终止；第五气从五十一刻开始，到三十七刻五分终止；第六气，从三十七刻六分开始，到二十五刻终止。这便是所说六气第一周的始终刻分数。

【原文】

乙丑岁，初之气，天数始于二十六刻，终于一十二刻半；二之气，始于一十二刻六分，终于水下百刻；三之气，始于一刻，终于八十七刻半；四之气，始于八十七刻六分，终于七十五刻；五之气，始于七十六刻，终于六十二刻半；六之气，始于六十二刻六分，终于五十刻。所谓六二，天之数也。

在乙丑年份，初气的天时刻数从二十六刻开始，到十二刻五分终止；二气从十二刻六分开始，到水下一百刻终止；三气从一刻开始，到八十七刻五分终止；四气从八十七刻六分开始，七十五刻终止；五气从七十六刻开始，到六十二刻五分终止；六气从六十二刻六分开始，到五十刻终止。这便是所说的六气第二周的始终刻分数。

【原文】

丙寅岁，初之气，天数始于五十一刻，终于三十七刻半；二之气，始于三十七刻六分，终于二十五刻；三之气，始于二十六刻，终于一十二刻半；四之气，始于一十二刻六分，终于水下百刻；五之气，始于一刻，终于八十七刻半；六之气，始于八十七刻六分，终于七十五刻。所谓六三，天之数也。

【译文】

在丙寅年份，初气的天时刻数从五十一刻开始，到三十七刻五分终止；二气从三十七刻六分开始，到二十五刻终止；三气从二十六刻开始，到十二刻五分终止；四气从十二刻六分开始，到水下一百刻终止；五气从一刻开始，到八十七刻五分终止；六气从八十七刻六分开始，七十五刻终止。这便是所说的六气第三周的始终刻分数。

【原文】

丁卯岁，初之气，天数始于七十六刻，终于六十二刻半；二之气，始于六十二刻六分，终于五十刻；三之气，始于五十一刻，终于三十七刻半；四之气，始于三十七刻六分，终于二十五刻；五之气，始于二十六刻，终于一十二刻半；六之气，始于一十二刻六分，终于水下百刻。所谓六四，天之数也。次戊辰岁，初之气复始于一刻。常如是无已，周而复始。

【译文】

在丁卯年份，初气的天时刻数从七十六刻开始，到六十二刻五分终止；二气从六十二刻六分开始，到五十刻终止；三气从五十一刻开始，到三十七刻五分终止，四气从三十七刻六分开始，到二十五刻终止；五气从二十六刻开始，到十二刻五分终止；六气从十二刻六分开始，到水下一百刻终止。这便是所说的六气第四周的始终刻分数。接下来便是戊辰年，初气重新从水下一刻开始。总是按照上述的次序，周而复始地循环。

【原文】

帝曰：愿闻其岁候何如？

岐伯曰：悉乎哉问也！日行一周，天气始于一刻；日行再周，天气始于二十六刻；日行三周，天气始于五十一刻；日行四周，天气始于七十六刻；日行五周，天气复始于一刻，所谓一纪也。是故寅午戌岁气会同，卯未亥岁气会同，辰申子岁气会同，巳酉丑岁气会同。终而复始。

【译文】

黄帝说：希望听听以年来计算的情况是怎样的？

岐伯说：你问得真详细啊！太阳运行第一周，六气从一刻开始；太阳运行第二周，六气从二十六刻开始；太阳运行第三周，六气五十一刻开始；太阳运行第四周，六气从七十六刻开始；太阳运行第五周，六气又从一刻开始，六气四周一个循环就叫作"一纪"。所以，寅年、午年、戌年，六气始终的时刻一样；卯年、未年、亥年，六气始终的时刻一样；辰年、申年、子年，六气始终的时刻一样；巳年、酉年、丑年，六气始终的时刻一样。六气就是这样周流不息，终而复始。

【原文】

帝曰：愿闻其用也。

岐伯曰：言天者求之本，言地者求之位，言人者求之气交。

帝曰：何谓气交？

岐伯曰：上下之位，气交之中，人之居也。故曰：天枢之上，天气主之；天枢之下，地气主之；气交之分，人气从之，万物由之。此之谓也。

帝曰：何谓初中？

岐伯曰：初凡三十度而有奇，中气同法。

帝曰：初中何也？

岐伯曰：所以分天地也。

帝曰：愿卒闻之。

岐伯曰：初者地气也，中者天气也。

【译文】

黄帝说：希望听听六气的作用。

岐伯说：谈到天，应当推求于六气的本元；谈到地，应当推求于主时之六位；谈到人体，应当推求于天地气交当中。

黄帝说：什么是气交？

岐伯说：天气下降，地气上升，天地之气交汇之处，就是人类居住的地方。所以说，天枢的上边，由天气所主；天枢的下边，由地气所主；在气交的地方，人气随之而来，万物由此而化生。说得就是这个意思。

黄帝说：什么叫初气、中气呢？

岐伯说：初气三十度而有零，中气也是如此。

黄帝说：为什么要分初气和中气呢？

岐伯说：用来区分天气和地气。

黄帝说：希望你详细地讲一讲。

岐伯说：初气即地气，中气即天气。

【原文】

帝曰：其升降何如？

岐伯曰：气之升降，天地之更用也。

帝曰：愿闻其用何如？

岐伯曰：升已而降，降者谓天；降已而升，升者谓地。天气下降，气流于地；地气上升，气腾于天。故高下相召，升降相因，而变作矣。

帝曰：善。寒湿相遘，燥热相临，风火相值，其有闻乎？

岐伯曰：气有胜复，胜复之作，有德有化，有用有变，变则邪气居之。

【译文】

黄帝说：气的升降是怎样的？

岐伯说：气的升降，是天地之气相互作用的结果。

黄帝说：希望听听它们的相互作用是怎么样的？

岐伯说：地气升到极点而后下降，这是天的作用；天气下降到极点而后上升，这是地气的作用。天气下降，气便流荡于大地；地气上升，气便蒸腾于天空。所以上下相互招引，升降互为因果，于是变化就发生了。

黄帝说：说得好。寒气和湿气相遇，燥气和热气相接，风气和火气相当，其中的道理可以说一说吗？

岐伯说：六气当中有胜和复，胜复的变化里，有根本和生化，有原因和变异，异常变化就会致使邪气滞留。

【原文】

帝曰：何谓邪乎？

岐伯曰：夫物之生从于化，物之极由乎变。变化之相薄，成败之所由也。故气有往复，用有迟速，四者之有，而化而变，风之来也。

帝曰：迟速往复，风所由生，而化而变，故因盛衰之变耳。成败倚伏游乎中，何也？

岐伯曰：成败倚伏生乎动，动而不已，则变作矣。

【译文】

黄帝说：什么是邪呢？

岐伯说：万物的生长都由于化，万物的终结都由于变。变与化的互相斗争，是成败的根源。所以气有往返，作用有快慢，从往返快慢之中，就产生了化与变，这就是风气产生的原因。

黄帝说：快慢往返，是风气产生的原因，由化到变的过程，是伴随盛衰的变化进行的。然而无论成或败，潜伏的因素都从变化中来，这是什么原因呢？

岐伯说：成败因素相互潜伏关键在于六气的运动，运动不停止，就会不断地发生变化。

【原文】

帝曰：有期乎？

岐伯曰：不生不化，静之期也。

帝曰：不生化乎？

岐伯曰：出入废则神机化灭，升降息则气立孤危。故非出入，则无以生长壮老已；非升降，则无以生长化收藏。是以升降出入，无器不有。故器者生化之宇。器散则分之，生化息矣。故无不出入，无不升降，化有大小，期有近远。四者之有，而贵常守，反常则灾害至矣。故曰：无形无患。此之谓也。

　　帝曰：善。有不生不化乎。

　　岐伯曰：悉乎哉问也！与道合同，惟真人也。

　　帝曰：善。

【译文】

　　黄帝说：变化有停止的时期吗？

　　岐伯说：不生不化，就是停止的时期。

　　黄帝说：有不生不化的时期吗？

　　岐伯说：动物停止呼吸生命就会立即湮灭，植物的阴阳停止升降活力就会立即委顿。所以没有出入，就不会有发生、成长、壮实、衰老和死亡；没有升降，就不会有发生、成长、开花、结实和收藏。所以升降出入之气，凡是有形之物没有不具备的。因而事物的形器是生化的场所。一旦形器分散瓦解了，生化也就停止了。所以任何物体没有不出入的，也没有不升降的，只是生化有大小之分，时间有早晚之别。事物都有升降出入，关键在于保持正常，若是失常就会有灾害到来。所以说：除非是没有形体的东西，才会免于灾患。说的就是这个意思。

　　黄帝说：说得好。有没有不生不化的事物呢？

　　岐伯说：你问得真是详尽啊！能够和自然规律相融合而同其变化的，只有"真人"。

　　黄帝说：说得好。

气交变大论篇

【原文】

黄帝问曰：五运更治，上应天期，阴阳往复，寒暑迎随，真邪相薄，内外分离，六经波荡，五气倾移，太过不及，专胜兼并，愿言其始，而有常名，可得闻乎？

岐伯稽首再拜对曰：昭乎哉问也！是明道也。此上帝所贵，先师传之，臣虽不敏，往闻其旨。

帝曰：余闻得其人不教，是谓失道；传非其人，漫泄天宝。余诚菲德，未足以受至道，然而众子哀其不终。愿夫子保于无穷，流于无极，余司其事，则而行之，奈何？

岐伯曰：请遂言之也。《上经》曰；夫道者，上知天文，下知地理，中知人事，可以长久。此之谓也。

帝曰：何谓也？

岐伯曰：本气位也。位天者，天文也。位地者，地理也。通于人气之变化者，人事也。故太过者，先天；不及者，后天。所谓治化而人应之也。

【译文】

黄帝问说：五运的交替，和在天之六气相对应，阴阳往来，寒暑变化相跟随，真气和邪气相争斗，使得人体的表里相分离，六经血气为之动荡不安，五脏之气互相倾扎转移，出现了太过或者不及，一气独胜或者二气相互兼并，希望您讲讲它起始的原理，以及使人发病的常规，能否让我听听呢？

岐伯以头叩地拜了两次回答说：问得很高明啊！这个道理应该讲明白。它是历代帝王所珍视的，也是从前医师传授下来的，我虽然不够聪敏，过去却曾听过其中的道理。

黄帝说：我听说遇见合适的人而不教，就会就会让学术失传，称之"失道"；传授给不合适的人，则等于轻慢宝贵的大道。我固然德行菲薄，不足以受大道，但为众多百姓因疾病无法终其天年而悲伤。希望先生为了保全百姓的健康，以及学术的永世流传，将大道传授给我，由我来掌管这件事，按照规矩去做，怎么样？

岐伯说：让我详细地讲一讲吧！《上经》里说：研究医道之人，应当上知天文，下知地理，中知人事，他的学说才可以保持长久。说的就是这个道理。

黄帝又问，这怎么讲呢？

岐伯说：这里的根本是为了推求天、地、人三气的位置啊。推求天位的，就是天文；推求地位的，就是地理；通晓人气变化的，就是人事。所以太过的气，先天时而至；不及的气，后天时而至。所以说，天地运行的变化有常有变，而人体也随之进行相应的变化。

【原文】

帝曰：五运之化，太过何如？

岐伯曰：岁木太过，风气流行，脾土受邪。民病飧泄，食减，体重，烦冤，肠鸣腹支满。上应岁星。甚则忽忽善怒，眩冒巅疾。化气不政，生气独治，云物飞动，草木不宁，甚而摇落，反胁痛而吐甚。冲阳绝者，死不治。上应太白星。

【译文】

黄帝说：五运气化，太多会怎么样？

岐伯说：岁木之运太多，风气就会流行，脾土受到侵害。人们容易患泄泻，饮食减少，身体沉重，烦闷，肠鸣，肚腹胀满。天上相对应的木星会显得格外明亮。严重的则会突然发怒，并且出现头昏眼花等头部疾病。这是土气不能主事，木气独胜的表现，它会让天上的云飞跑，地上的草木动摇不定，甚至枝枝掉落，病人会发生胁部疼痛，并且呕吐不止。冲阳脉绝的人，多数会死亡，无法治疗。天上相对应的金星会显得格外明亮。

【原文】

岁火太过，炎暑流行，肺金受邪。民病疟，少气咳喘，血溢、血泄、注下，嗌燥耳聋，中热肩背热。上应荧惑星。甚则胸中痛，胁支满，胁痛，膺背肩胛间痛，两臂内痛，身热肤痛，而为浸淫。收气不行，长气独明，雨冰霜寒。上应辰星。上临少阴少阳，火燔焫，冰泉涸，物焦槁。病反谵妄狂越，咳喘息鸣，下甚血溢泄不已。太渊绝者，死不治。上应荧惑星。

【译文】

岁火之运太多，暑热就会流行，肺金受到侵害。人们容易患疟疾，少气咳喘，吐血衄血，二便下血，水泻如注，喉咙干燥，耳聋，胸中发热，肩背发热。天上相对应的火星会显得格外明亮。严重的则会胸中疼痛，胁下胀满，胁痛，胸背肩胛部位痛，双臂内侧痛，身体发热皮肤痛，因而形成浸淫疮。这是金气不振，火气独旺的表现，它还会导致雨冰霜寒的出现。天上相对应的水星会显得格外明亮。若是遇到少阴或者少阳司天，火热之气更加旺盛，如同火焰燃烧，以致水源干涸，植物焦枯。人们生病，多见谵语狂乱，咳嗽气喘，呼吸有声，二便下血不止。如果太渊脉绝，多数会死亡，无法治疗。天上相对应的火星会显得格外明亮。

【原文】

岁土太过，雨湿流行，肾水受邪。民病腹痛，清厥、意不乐，体重烦冤。上应镇星。甚则肌肉萎，足痿不收，行善瘛，脚下痛，饮发中满食减，四支不举。变生得位，脏气伏，化气独治之，泉涌河衍，涸泽生鱼，风雨大至，土崩溃，鳞见于陆。病腹满塘泄肠鸣，反下甚。而太谿绝者，死不治。上应岁星。

【译文】

岁土之运太多，雨湿之气就会流行，肾水受到侵害。人们容易患腹痛，手足厥冷，情绪抑郁，身体沉重，烦闷。天上相对应的土星会显得格外明亮。严重的则会肌肉枯萎，两足痿弱无法行动，时常抽掣拘挛，脚跟痛，水邪聚积于体内则会脘腹胀满，食量减少，以致四肢无力，无法举动。这是土气得位，水气无权，土气独旺的现象，于是泉水喷涌，河水高涨，原本干涸的池沼也滋生了鱼类，如果木气来复，风雨暴至，导致堤岸崩溃，河水泛滥，则陆地也会出现鱼类。人们就会患肚腹胀满，大便溏泄，肠鸣，泄泻不止。如果太溪脉绝，多数会死亡，无法治疗。天上相对应的木星会显得格外明亮。

【原文】

岁金太过，燥气流行，肝木受邪。民病两胁下少腹痛，目赤痛、眦疡，耳无所闻。肃杀而甚，则体重烦冤，胸痛引背，两胁满、且痛引少腹。上应太白星。甚则喘咳逆气，肩背痛，尻阴股膝髀腨胻足皆病。上应荧惑星。收气峻，生气下，草木敛，苍干凋陨。病反暴痛，胠胁不可反侧，咳逆甚而血溢。太冲绝者，死不治。上应太白星。

【译文】

岁金之运太多，燥气就会流行，肝木受到侵害。人们容易患两胁之下及少腹疼痛，眼睛赤痛，眼角溃烂，耳朵失聪。燥金之气太过旺盛，就会身体沉重，烦闷，胸痛并牵引到后背，两胁胀满，并且痛势下连到少腹。天上相对应的金星会显得格外明亮。严重的则会出现喘息咳嗽，呼吸困难，肩背疼痛，下连至尻、阴、股、膝、髀、腨、胻、足等处都会感觉疼痛的病症。天上相对应的火星会显得格外明亮。若金气过于严峻，木气被克制，草木呈现收敛之象，枝叶干枯凋零。疾病多见急剧疼痛，胠胁头疼得不能翻身，咳嗽气逆，甚至吐血衄血。如果太冲脉绝，多数会死亡，无法治疗。天上相对应的金星会显得格外明亮。

【原文】

岁水太过，寒气流行，邪害心火。民病身热烦心，躁悸，阴厥上下中寒，谵妄心痛。寒气早至，上应辰星。甚则腹大胫肿，喘咳，寝汗出、憎风。大雨至，埃雾朦郁，上应镇星。上临太阳，则雨冰雪，霜不时降，湿气变物。病反腹满肠鸣，溏泄食不化，渴而妄冒。神门绝者，死不治。上应荧惑辰星。

【译文】

岁水之运太多，寒气就会流行，心火受到侵害。人们容易患发热，心烦，焦躁心悸，虚寒厥冷，全身发冷，谵语妄动，心痛。寒气比天时早至，天上相对应的水星会显得格外明亮。严重的则会有腹水，足胫浮肿，气喘咳嗽，夜里盗汗，惧风。水气盛则大雨下降，尘雾迷蒙郁结，天上相对应的土星会显得格外明亮。若遇太阳寒水司天，则雨冰霜雪会不时下降，湿气过盛，导致物变其形。疾病多见腹满肠鸣，溏泻，食物不化，渴而眩晕。如果神门脉绝，多数会死亡，无法治疗。天上相对应的火星失明而水星显得格外明亮。

【原文】

帝曰：善。其不及如何？

岐伯曰：悉乎哉问也！岁木不及，燥乃大行，生气失应，草木晚荣。肃杀而甚，则刚木辟著，柔萎苍干。上应太白星。民病中清，胠胁痛，少腹痛，肠鸣溏泄。凉雨时至，上应太白星，其谷苍。上临阳明，生气失政，草木再荣，化气乃急。上应太白、镇星，其主苍早。复则炎暑流火，湿性燥，柔脆草木焦槁，下体再生，华实齐化。病寒热疮疡疿胗痈痤。上应荧惑、太白，其谷白坚。白露早降，收杀气行，寒雨害物，虫食甘黄。脾土受邪，赤气垢化，心气晚治，上胜肺金，白气乃屈。其谷不成，咳而鼽。上应荧惑、太白星。

【译文】

黄帝说：说得好。五运不足又会怎样？

岐伯说：问得真是详细啊！岁木之运不足，燥气便会盛行，生气无法及时而来，草木就会晚荣。肃杀之气亢盛，则会让刚硬的树木受刑而碎裂如劈，使柔嫩苍翠的枝叶萎顿干枯。天上相对应的金星会显得格外明亮。人们容易患中气虚寒，胠胁疼痛，小腹痛，鸣响，溏泄。气候方面冷雨不时降下，天上相对应的金星会显得格外明亮，青色的谷物不能成熟。若遇阳明司天，木气无法行其政令，草木在夏秋再度繁荣，生化之气就变得非常峻急，天上相对应的金、土二星会显得格外明亮，草木很早便凋谢了。火气（木气的子气）来复，于是便炎热如火，湿润的变成干燥，柔嫩脆弱的草木变得焦枯，枝叶自根部重新生长，以达到开花结果并见。人们容易患寒热、疮疡、痛疹、痈痤等病。天上相对应的金、火二星显得格外明亮，谷物就会秀而不实。白霜提前下降，肃杀之气流行，寒雨非时使万物损伤，味甘色黄的谷物多被虫蛀。对人来说则脾土受邪，火气后起，心气虽然亢盛较晚，但当火气能克金时，金气就会得克制。谷物无法成熟，疾病多见咳嗽、流清鼻涕。天上相对应的金星、火星会显得格外明亮。

【原文】

岁火不及，寒乃大行，长政不用，物荣而下。凝惨而甚，则阳气不化，乃折荣美，上应辰星。民病胸中痛，胁支满，两胁痛，膺背肩胛间及两臂内痛，郁冒朦昧，心痛暴瘖，胸腹大，胁下与腰背相引而痛，甚则屈不能伸，髋髀如别。上应荧惑，辰星，其谷丹。复则埃郁，大雨且至，黑气乃辱，病鹜溏、腹满，食饮不下，寒中肠鸣，泄注腹痛，暴挛痿痹，足不任身。上应镇星、辰星，玄谷不成。

【译文】

岁火之运不足，寒气就会盛行，夏天的生长之气不能行其政令，万物就由繁盛走向凋零。阴寒凝滞之气太盛，那么阳气就不能生化，万物的繁荣美丽就会遭受摧残，天上相对应的水星会显得格外明亮。人们容易患胸痛，胁部胀满，两胁痛，胸膺、后背、肩胛之间以及双臂内侧都感觉疼痛，抑郁眩晕，视物不清，心痛，突然失声，胸腹胀大，胁下和腰背互相牵引而痛，严重的则踡屈不能伸展，髋骨和大腿之间无法活动自如。天上相对应的火星失明，水星则显得格外明亮，红色的谷物不能成熟。土气（火气的子气）来复，于是土湿之气上蒸为云，大雨将至，水气被抑制，病症多见大便溏泄，腹内胀满，饮食不下，腹内寒冷鸣响，大便泻下如注，腹痛，急剧拘挛、萎缩麻木、双足不能支撑身体。天上相对应的土星格外光明，而水星则失明，黑色的谷物不能成熟。

【原文】

岁土不及，风乃大行，化气不令，草木茂荣。飘扬而甚，秀而不实，上应岁星。民病飧泄霍乱，体重腹痛，筋骨繇复，肌肉𥆧酸，善怒。藏气举事，蛰虫早附，咸病寒中，上应岁星，镇星，其谷黅。复则收政严峻，名木苍凋，胸胁暴痛，下引少腹，善太息。虫食甘黄，气客于脾，黅谷乃减，民食少失味。苍谷乃损。上应太白，岁星。上临厥阴，流水不冰，蛰虫来见，藏气不用，白乃不复，上应岁星，民乃康。

【译文】

岁土之运不足，风气就会盛行，土气失去生化能力，草木则茂盛繁荣。但是由于太过飘扬，就会秀而不实，天上相对应的木星会显得格外明亮。人们容易患泄泻，霍乱，身体重，腹痛，筋骨动摇，肌肉跳动酸痛，时常发怒。寒水之气趁机而动，虫类提早伏藏在土中，人们容易患寒泄中满，天

上相对应的木星会显得格外明亮，土星失去光明，黄色的谷
类不能够成熟。金气（土气的子气）来复，于是秋收之气当
令，呈现一派严峻肃杀之气，大树也不免枝叶凋零，人们容
易患胸胁急痛，向下波及到小腹，喜欢叹气。味甜色黄的物
五谷会被虫子蛀食，邪气客于脾土，黄色的谷物产量减少，
人们吃得少并感觉没滋味。青色的谷物受到损害，天上相对
应的金星会显得格外明亮，木星失去光明。若遇到厥阴司天
相火在泉，则流水不会结冰，本已蛰伏虫类重新活动，寒水
之气不能主事，金气也不能再次旺盛，天上相对应的木星显
得格外明亮，人们也就康健了。

【原文】

岁金不及，炎火乃行，生气乃用，长气专胜，庶物以
茂，燥烁以行。上应荧惑星。民病肩背瞀重，鼽嚏血便注
下。收气乃后，上应太白星，其谷坚芒。复则寒雨暴至，乃
零冰雹霜雪杀物，阴厥且格，阳反上行，头脑户痛，延及囟
顶发热。上应辰星，丹谷不成。民病口疮，甚则心痛。

【译文】

岁金之运不足，火气就会流行，木气行政令，生长之气
专胜，万物因而变得茂盛，天气变得干燥炎热。天上相对应
的火星会显得格外明亮。人们容易患肩背沉重，鼻子流清涕，
打喷嚏，便血，泻下如注。秋收之气晚于天时而至，天上相
对应的金星失去光明，白色的谷类不能成熟。水气（金气的
子气）来复，寒雨突至，然后降下冰雹霜雪杀伐万物，人们

会被逆所扰，使得阳气反而上行，容易脑后部痛，波及头顶，身体发热。天上相对应的水星会显得格外明亮，红色的谷类不能成熟。人们容易患口内生疮，严重的则会心痛。

【原文】

岁水不及，湿乃大行，长气反用，其化乃速，暑雨数至。上应镇星。民病腹满身重，濡泄，寒疡流水，腰股痛发，腘腨股膝不便，烦冤，足痿清厥，脚下痛，甚则胕肿。藏气不政，肾气不衡，上应辰星，其谷秬。上临太阴，则大寒数举，蛰虫早藏，地积坚冰，阳光不治。民病寒疾于下，甚则腹满浮肿，上应镇星，其主黅谷。复则大风暴发，草偃木零，生长不鲜。面色时变，筋骨并辟，肉瞤瘛，目视䀮䀮，物疏璺，肌肉胗发，气并鬲中，痛于心腹。黄气乃损，其谷不登，上应岁星。

【译文】

岁水之运不足，湿气就会盛行，火气反行其令，万物生化非常迅速，暑雨多次降下，万物的生化很迅速。天上相对应的土星会显得格外明亮。人们容易患腹部胀满，身体沉重，大便溏泄，阴性疮疡，脓液稀薄，腰股痛，下肢的关节活动不利，烦闷，双脚痿弱厥冷，脚底痛，严重的足背浮肿。这是因为冬藏之气不能行使政令，肾气不平衡，天上相对应的水星失去光明，黑黍不能成熟。若遇太阴司天，寒水在泉，则大寒之气频繁侵袭，虫类早早冬眠，地上结成厚厚的冰，阳光不能发挥温暖作用。人们容易患下半身寒疾，严重的则腹满浮肿，天上相对应的土星会显得格外明亮，在谷类应黄色的稻谷成熟。木气（水气的子气）来复，就会暴发大风，草类偃伏，树木凋零，失去了生长的鲜泽。人们的面色时时改变，筋骨拘急疼痛，肌肉跳动抽搐，双眼昏花视物不清，物体看上去有裂纹，肌肉发出风疹，如邪气侵入胸膈之内，便会心腹疼痛。这是土气受损，黄色的谷类没有收获，天上相对应的木星会显得格外明亮。

【原文】

帝曰：善。愿闻其时也。

岐伯曰：悉乎哉问也！木不及，春有鸣条律畅之化，则秋有雾露清凉之政；春有惨凄残贼之胜，则夏有炎暑燔烁之复。其眚东，其脏肝，其病内舍胠胁，外在关节。

火不及，夏有炳明光显之化，则冬有严肃霜寒之政；夏有惨凄凝冽之胜，则不时有埃昏大雨之复。其眚南，其脏心，其病内舍膺胁，外在经络。

土不及，四维有埃云润泽之化，则春有鸣条鼓拆之政；四维发振拉飘腾之变，则秋有肃杀霖霆之复。其眚四维，其脏脾，其病内舍心腹，外在肌肉四支。

金不及，夏有光显郁蒸之令，则冬有严凝整肃之应；夏有炎烁燔燎之变，则秋有冰雹霜雪之复。其眚西，其脏肺，其病内舍膺胁肩背，外在皮毛。

水不及，四维有湍润埃云之化，则不时有和风生发之应；四维发埃昏骤注之变，则不时有飘荡振拉之复。其眚北，其脏肾，其病内舍腰脊骨髓，外在谿谷踹膝。

【译文】

黄帝说：说得好。希望听一听五气和四时的关系。

岐伯说：问得可真详细啊！木运不足的，若是春天有惠风畅鸣的和气，那么秋天就有雾露清凉的正常气候；若是春天反见寒冷伤害的金气，那么夏天就有炎热如同火烧的气候。它的灾害往往发生于东方，在人体对应肝脏，其发病部位内在胠胁，外在关节。

火运不足的，若是夏天有明显的和气，那么冬天便有严肃霜寒的正常时令；若是夏天反见萧条惨凄寒冷的气象，那么经常会有尘埃昏蒙以及倾盆大雨的的情况。它的灾害往往发生在南方，在人体对应心脏，其发病部位内在胸胁，外在经络。

土运不足的，若是三、六、九、十二这四个月有尘土飘扬云雾润泽的和气，那么春天也就有风和鸟鸣、草木萌芽的正常气候；若是三、六、九、十二这四个月有狂风肆虐、草木摇折异常现象，那么秋天就有久雨不止的肃杀气象。它的灾害往往发生在四隅，在人体对应脾脏，其发病部位内在心腹，外在肌肉四肢。

金运不足的，若是夏天有明显湿气郁蒸的和气，那么冬天就有冰冻寒冷的正常气候；若是夏天出现如同烈火烧灼的炎热气候，那么秋天便会有冰雹霜雪的反应。它的灾害往往发生在西方，在人体对应肺脏，其发病部位内在胸胁肩背，外在皮毛。

水运不足的，若是三、六、九、十二这四个月有湿润埃云的正常气候，那么便时常有和风生发的正常气候；若是三、六、九、十二这四个月出现尘埃迷暗、狂风暴雨的变化，那么便时常会有暴风骤起、吹折树木的反应。它的灾害往往发生在北方，在人体对应肾脏，其发病部位内在腰脊骨髓，外在豁谷踹膝。

【原文】

夫五运之政，犹权衡也，高者抑之，下者举之，化者应之，变者复之。此生长化收藏之理，气之常也。失常则天地四塞矣。故曰：天地之动静，神明为之纪；阴阳之往复，寒暑彰其兆。此之谓也。

【译文】

五运之气的作用，如同权衡之器，太过的便加以抑制，不及的便加以辅助，正常气化则和平地反应，异常的气化则使其复原。这是万物生长收藏的道理，是四时气候应当有的规律。若是失去了这些规律，天地之气就会闭塞不通了。所以说：天地的动静，受自然力量的内在规律所掌控；阴阳往来的变化，通过四时寒暑来显示其征兆。说的就是这个意思。

【原文】

帝曰：夫子之言五气之变，四时之应，可谓悉矣。夫气之动乱，触遇而作，发无常会，卒然灾合，何以期之？

岐伯曰：夫气之动变，固不常在，而德化政令灾变，不同其候也。

【译文】

黄帝说：先生讲五气之运的变化，及四时相应的情况，可以说很详细了。既然气的动乱是相互遇合才发生的，发生又没有什么规律，突然相遇而发生灾害，怎样才能预先知道呢？

岐伯说：五气的变动，固然不存在一定的常规，然而其特性、生化、职权、表现、灾害、变异，都是各不相同的。

【原文】

帝曰：何谓也？

岐伯曰：东方生风，风生木。其德敷和，其化生荣，其政舒启，其令风，其变振发，其灾散落。

南方生热，热生火。其德彰显，其化蕃茂，其政明曜，其令热，其变销烁，其灾燔焫。

中央生湿，湿生土。其德溽蒸，其化丰备，其政安静，其令湿，其变骤注，其灾霖溃。

西方生燥，燥生金。其德清洁，其化紧敛，其政劲切，其令燥，其变肃杀，其灾苍陨。

北方生寒，寒生水。其德凄沧，其化清谧，其政凝肃，其令寒，其变溧洌，其灾冰雪霜雹。是以察其动也，有德有化，有政有令，有变有灾，而物由之，而人应之也。

【译文】

黄帝说：此话怎讲？

岐伯说：东方产生风，风可以让木气旺盛。木的特性为敷布和气，其生化是让万物滋生繁荣，其职权是让万物舒展开放，其表现为风，其异常变化为狂风怒号，其灾害为摧残散落。

南方产生热，热可以让火气旺盛。火的特性为光明显耀，其生化是让万物繁荣茂盛，其职权是明亮光耀万物，其表现为热，其异常变化为销铄煎熬，其灾害为焚烧。

中央产生湿，湿可以让土气旺盛。土的特性为湿热，其生化是让万物充实丰满，其职权是让万物安静，其表现为湿，其异常变化为暴雨如注，，其灾害为久雨不止、泥烂堤溃。

西方产生燥，燥可以让金气旺盛。金的特性为清洁，其生化是让万物紧缩收敛，其职权是让万物锐急，其表现为干燥，其异常变化为肃杀，其灾害为干枯凋落。

北方产生寒，寒可以让水气旺盛。水的特性为寒冷，其生化是让万物清静而安谧，其职权是让万物凝固严整，其表现为寒冷，其异常变化为严寒和冰冻，其灾害为冰雹霜雪。所以观察它的运动，有特性、有生化、有职权、有表现、有变异、有灾害，而万物与之相随，人体也与之相应。

【原文】

帝曰：夫子之言岁候，其不及太过而上应五星。今夫德化政令，灾眚变易，非常而有也，卒然而动，其亦为之变乎。

岐伯曰：承天而行之，故无妄动，无不应也。卒然而动者，气之交变也，其不应焉。故曰：应常不应卒。此之谓也。

帝曰：其应奈何？

岐伯曰：各从其气化也。

【译文】

黄帝说：先生讲过五运，其不足与太多都和天上的五星相对应。如今五运的特性、生化、职权、表现、灾害、变异，并非按常规发生，而是突然的变化，五星是不是也会随之变动呢？

岐伯说：五星是随天道而运行的，所以不会妄动，没有不应的问题。突然而来的变动，是气相交合所引起的偶然变化，因而五星不受影响。所以说：五星应常规而不应突变。说的就是这个道理。

黄帝说：五星和天运正常相应的规律是怎样的？

岐伯说：各自随其天运之气而变化。

【原文】

帝曰：其行之徐疾，逆顺何如？

岐伯曰：以道留久，逆守而小，是谓省下；以道而去，去而速来，曲而过之，是谓省遗过也；久留而环，或离或附，是谓议灾与其德也。应近则小，应远则大。芒而大倍常之一，其化甚；大常之二，其眚即发也；小常之一，其化减；小常之二，是谓临视，省下之过与其德也。德者福之，过者伐之。是以象之见也，高而远则小，下而近则大。故大则喜怒迩，小则祸福远。岁运太过，则运星北越；运气相得，则各行以道。故岁运太过，畏星失色而兼其母，不及则色兼其所不胜。肖者瞿瞿，莫知其妙，闵闵之当，孰者为良？妄行无征，示畏侯王。

【译文】

黄帝说：五星运行的快慢和逆顺，情况是怎样的？

岐伯说：五星在轨道顺行久留不前，或者逆行留守光芒变小，这称为"省下"；如果在其轨道上去而速回，或者迂回而过，这称为"省遗过"；如果久留不进而回环旋转，似去似来的，这称为"议灾"或者"议德"。气候的变化近便小，变化远就大。如果星的光芒比正常大一倍，气化就亢盛；比正常大两倍，灾害就立即发生。比正常小于一倍，气化就减退；比正常小两倍，称为"临视"，好像是在察看在下的过和德。有德的降福给它，有过的降灾给它。所以五星之象的显现，高而远的便小，低而近的便大。光芒大就表示喜欢灾变的感应近，光芒小就表示福祸降临的日期远。岁运太过时，主运之星就会向北越出常规；运气相和时，那么五星就会各自运行在正常的轨道上。所以岁运太过，被克制的星就会暗淡并兼见其母星的颜色；若是岁运不及，岁星就会兼见其所不胜的颜色。天道变化的道理是极精微而不易审查的，没有人能了解它的奥妙；道理是很深远并且适宜的，谁又能理解它的好处呢？那些无知的人妄行猜测毫无征验，只是让侯王感到畏惧罢了。

【原文】

帝曰：其灾应，何如？

岐伯曰：亦各从其化也。故时至有盛衰，凌犯有逆顺，留守有多少，形见有善恶，宿属有胜负，征应有吉凶矣。

帝曰：其善恶，何谓也？

岐伯曰：有喜有怒，有忧有丧，有泽有燥。此象之常也，必谨察之。

帝曰：六者高下，异乎？

岐伯曰：象见高下，其应一也，故人亦应之。

【译文】

黄帝说：五星在灾害方面的应验，情况如何？

岐伯说：也是各随岁运的气化而不同。所以时令的更至有盛衰，运星的侵犯有逆顺，留守的时间有长短，五星所呈现的形象有好坏，星宿所属有胜负，征验的所应就有吉凶了。

黄帝说：星象的好坏，怎么讲？

岐伯说：五星呈象中有喜有怒，有忧有丧，有泽有燥。这是星象变化所常见的，必须谨慎观察。

黄帝说：星象的喜、怒、忧、丧、泽、燥这六种现象，和五星的高低有没有关系？

岐伯说：星象上虽然可以看出高低不同，但在应验上是一致的，所以人体也是这样相应的。

【原文】

帝曰：善。其德化政令之动静损益，皆何如？

岐伯曰：夫德化政令灾变，不能相加也。胜复盛衰，不能相多也。往来小大，不能相过也。用之升降，不能相无也。各从其动而复之耳。

【译文】

　　黄帝说：说得好。它们的德、化、政、令的动静损益，都是怎么样的？

　　岐伯说：德、化、政、令和灾变，是不能彼此相加的。胜盛则复胜，盛衰则复衰，不能随意增多。胜复往来的日数，是不能彼此超越的。五行阴阳的升降，不会在没有对方的情况下单独存在。这些全是在运动中所产生出来而循环往复的。

【原文】

　　帝曰：其病生，何如？

　　岐伯曰：德化者，气之祥；政令者，气之章；变易者，复之纪；灾眚者，伤之始。气相胜者，和；不相胜者，病；重感于邪，则甚也。

【译文】

　　黄帝说：它们对疾病的产生，有什么影响？

　　岐伯说：德与化，是五气正常的吉兆；政与令，是五气的职权和表现形式；变易，是产生胜气和复气的纲纪；灾祸，是万物受到损伤的开始。人气和岁气相应的，便和平无病；不相应的，就会生病；若是重复感受邪气，病情就会加重。

【原文】

　　帝曰：善。所谓精光之论，大圣之业，宣明大道，通于无穷，究于无极也。余闻之，善言天者，必应于人；善言古者，必验于今；善言气者，必彰于物；善言应者，同天地之化；善言化言变者，通神明之理。非夫子孰能言至道欤？

乃择良兆而藏之灵室，每旦读之，命曰《气交变》。非斋戒不敢发，慎传也。

【译文】

黄帝说：说得好。这些都称得上是精深高明的理论，圣人的伟业，阐扬医学大道，简直达到了无穷无尽的境界。我听说：善于谈天道的，必定可以应验于人；善于谈古代的，必定可以验证于当今；善于谈气化的，必定可以通晓万物；善于谈感应的，会和天地造化统一起灭；善于谈生化和变动的，就会了解自然界变化莫测的道理。除了先生，谁能说清楚这些精深的道理呢？

于是选择一个吉日，将其藏在灵兰书室中，每天早上取出来诵读，命名为《气交变》。不进行斋戒不敢随便打开，非常谨慎地传给后人。

著至教论篇

【原文】

　　黄帝坐明堂，召雷公而问之曰：子知医之道乎？

　　雷公对曰：诵而颇能解，解而未能别，别而未能明，明而未能彰。足以治群僚，不足治侯王。愿得树天之度，四时阴阳合之，别星辰与日月光，以彰经术，后世益明。上通神农，著至教，疑于二皇。

【译文】

　　黄帝坐在明堂上，召来雷公问道：你懂得医学的道理吗？

　　雷公回答道：我诵读医书，但不能完全理解，有的虽能粗浅地理解，却不能分析辨别；有的虽能分析辨别，却不能深入了解其精奥；有的虽能了解其精奥，却不能在临证时自由运用。所以我的医术，只足以治疗一般官吏的病，不足以治疗侯王之疾。我很希望您能给我关于树立天之度数，合之四时阴阳，测日月星辰之光等方面的知识，以进一步阐发其道理，使后世更加明了，可以上通于神农，并让圣人的伟大教化得到彰明，其功可以拟比二皇。

【原文】

帝曰：善！无失之，此皆阴阳、表里、上下、雌雄相输应也。而道，上知天文，下知地理，中知人事，可以长久。以教众庶，亦不疑殆。医道论篇，可传后世，可以为宝。

雷公曰：请受道，讽诵用解。

帝曰：子不闻《阴阳传》乎？

曰：不知。

【译文】

黄帝道：说得好！不要忘记，这些都是阴阳、表里、上下、雌雄相互应和的道理。就得道者而言，必须上通天文，下通地理，中知人事，医学才能长久流传下去；用它来教导群众，也不致产生疑惑和危险。只有把这样的医学道理著成书籍，才能传于后世，而作为宝贵的遗产。

雷公道：请把医学道理传授给我，以便背诵和理解。

黄帝道：你听过《阴阳传》这部书吗？

雷公道：没听过。

【原文】

曰：夫三阳天为业，上下无常，合而病至，偏害阴阳。

雷公曰：三阳莫当，请闻其解。

帝曰：三阳独至者，是三阳并至，并至如风雨，上为巅疾，下为漏病。外无期，内无正，不中经纪，诊无上下，以书别。

【译文】

　　黄帝道：三阳之气护卫人体之表，以适应天气的变化，若人之上下经脉的循行失其常度，则内外之邪相合而病至，必使阴阳有所偏盛而为害。

　　雷公问："三阳莫当"这句话，应当怎样理解？请您详细解释一下。

　　黄帝道：三阳独至，就是三阳之气合并而至，并至则阳气过盛，其病来疾如风雨，犯于上则发为头部疾病，犯于下则发为大小便失禁的漏病。由于这种病变化无常，外无明显的气色变化等症状可察，内无一定的征象可以预期，其病又不符合于一般的发病规律，因此在诊断时，也就无法记录分辨其病变的属上属下，应根据《阴阳传》加以识别。

【原文】

　　雷公曰：臣治疏愈，说意而已。

　　帝曰：三阳者，至阳也，积并则为惊，病起疾风，至如礔砺，九窍皆塞，阳气滂溢，干嗌喉塞，并于阴，则上下无常，薄为肠澼。此谓三阳直心，坐不得起，卧者便身全。三阳之病，且以知天下，何以别阴阳，应四时，合之五行。

【译文】

　　雷公道：我治疗这种病，很少能够治愈的，对其道理也只是略知大意罢了。

　　黄帝道：三阳乃至盛之阳，若三阳之气积聚在一起，就会导致惊骇发生，病起迅如疾风，病至猛如霹雳，九窍皆因之闭塞，因阳气盈溢泛滥，而咽干喉塞。若并于阴，则为盛阳之气内薄于脏，病亦上下无常，如果迫于下，则发为肠澼。若三阳之气直冲心膈，使人坐而不得起，卧下觉得舒适，这是三阳积并而至之病。由此而知，人与天地相应的关系，如何辨别阴阳，及其上应于四时，下合地之五行的道理。

【原文】

雷公曰：阳言不别，阴言不理。请起受解，以为至道。

帝曰：子若受传，不知合至道，以惑师教，语子至道之要。病伤五脏，筋骨以消。子言不明不别，是世主学尽矣。肾且绝，惋惋日暮，从容不出，人事不殷。

【译文】

雷公道：对于这些道理，直截了当地讲我还不能辨别，隐约委婉地讲我就更不能理解了，请您再解释一下其中的精微，使我能更好地领会这一至深的道理。

黄帝道：你虽然接受了老师的传授，但如果不知与至道相合，反而会对老师的传授产生疑惑，我现在告诉你至道的要点。若人患病伤及了五脏，筋骨日渐瘦削，如果像你所说的那样不能理解、不能辨别，世上的医学岂不失传了吗？例如肾气将绝，则终日心中烦闷不安，日落时更严重，欲静处不欲外出，更不欲频繁进行人事往来。

示从容论篇

【原文】

黄帝燕坐，召雷公而问之曰：汝受术诵书者，若能览观杂学，及于比类，通合道理，为余言子所长。五脏六府，胆胃大小肠脾胞膀胱，脑髓涕唾，哭泣悲哀，水所从行，此皆人之所生。治之过失，子务明之。可以十全，即不能知，为世所怨。

雷公曰：臣请诵《脉经》上下篇，甚众多矣，别异比类，犹未能以十全，又安足以明之。

帝曰：子别试通五脏之过，六腑之所不和，针石之败，毒药所宜，汤液滋味，具言其状，悉言以对，请问不知。

【译文】

黄帝安闲地坐着，召唤雷公而问道：你是学习医术，诵读医书的，好像已经广阅群书，并能取象比类，贯通融会医学的道理，对我谈谈你的专长吧。五脏六腑，胆、胃、大小肠、脾、胞、膀胱，脑、髓、涕、唾，哭泣、悲哀，水液的运行，这一切都是人体赖以生存的。治疗中易于产生过失，你务必明了这些道理，才可以有十全的疗效，若不能明白，就会为世人抱怨。

雷公答道：我读了《脉经》上、下篇的很多内容，但对于区别异同、取象比类，掌握得还不是十分全面，又怎么能说完全明白呢？

黄帝道：除了《脉经》上、下篇，根据你所通晓的理论，来解释五脏之所病，六腑之所不和，针石治疗之所败，毒药治疗之所宜，以及汤液滋味等方面的内容，并具体说明其症状，详细地给出回答，如果有不知道的地方，请提出来问我。

【原文】

雷公曰：肝虚肾虚脾虚，皆令人体重烦冤，当投毒药刺灸，砭石汤液，或已或不已，愿闻其解。

帝曰：公何年之长而问之少！余真问以自谬也。吾问子窈冥，子言《上下篇》以对，何也？夫脾虚浮似肺，肾小浮似脾，肝急沉散似肾，此皆工之所时乱也，然从容得之。若夫三脏土木水参居，此童子之所知，问之何也？

【译文】

雷公问道：肝虚、肾虚、脾虚都能使人身体沉重和烦乱，当施以药物、刺灸、砭石、汤液等方法治疗后，有的治愈，有的不愈，想知道这个问题的解释。

黄帝道：你已经这么大年纪了，为什么会问这么幼稚的问题呢！也可能是我提出的问题不太恰当。我本来想问你比较深奥的医理，而你却拿《脉经》上、下篇的内容来回答我，是什么缘故呢？脾脉虚浮，与肺脉相似；肾脉小浮，与脾脉相似；肝脉急沉而散，与肾脉相似，这些都是医生所易于混乱的，然而如能从容不迫地去诊视，还是可以分辨清楚的。至于脾、肝、肾三脏，分属于土、木、水，三者均居膈下，部位相近，这是小孩子都知道的，你问它有什么意义呢？

【原文】

雷公曰：于此有人，头痛筋挛骨重，怯然少气，哕噫腹满，时惊，不嗜卧，此何脏之发也？脉浮而弦，切之石坚，不知其解，复问所以三脏者，以知其比类也。

帝曰：夫从容之谓也。夫年长则求之于腑；年少则求之于经；年壮则求之于脏。今子所言皆失。八风菀热，五脏消烁，传邪相受。夫浮而弦者，是肾不足也。沉而石者，是肾气内著也。怯然少气者，是水道不行，形气消索也。咳嗽烦冤者，是肾气之逆也。一人之气，病在一脏也，若言三脏俱行，不在法也。

【译文】

雷公道：这里有位病人，头痛，筋脉拘挛，骨节沉重，畏怯少气，哕噫腹满，时常惊骇，不易入睡，这是哪一脏所发生的病呢？其脉象浮而弦，重按则坚硬如石，我不知应如何解释，因此再问三脏，以求能知如何比类辨析。

黄帝道：这应从容地进行分析。老年人的病，应从六腑来探求；少年的病，应从经络来探求；壮年的病，应从五脏来探求。现在你只讲脉证，不谈致病的根由，如外而八风之郁热，内而五脏的消烁，以及邪传相受的次第等，这样就失去了对疾病的全面理解。脉浮而弦的，是肾气不足。脉沉而坚硬如石的，是肾气内著而不行。畏怯少气的，是因为水道不行，而行气消散。咳嗽、烦闷的，是肾气上逆所致。这是一人之气，其病在肾脏，如果说是三脏俱病，是不符合诊病的法则的。

【原文】

雷公曰：于此有人，四肢解𰯀，喘咳血泄。而愚诊之，以为伤肺。切脉浮大而虚，愚不敢治。粗工下砭石，病愈，多出血，血止身轻。此何物也？

帝曰：子所能治，知亦众多，与此病失矣。譬以鸿飞，亦冲于天。夫圣人之治病，循法守度，援物比类，化之冥冥，循上及下，何必守经？今夫脉浮大虚者，是脾气之外绝，去胃，外归阳明也。夫二火不胜三水，是以脉乱而无常也。四肢解𰯀，此脾精之不行也。喘咳者，是水气并阳明也。血泄者，脉急，血无所行也。

【译文】

雷公问道：这里有一位病人，四肢懈怠无力，气喘咳嗽，便血，我诊断了一下，以为是伤肺，诊其脉浮大而虚，我未敢治疗。一个粗率的医生治之以砭石，病愈，但出血多，血止以后，身体觉得轻快，这是什么病呢？

黄帝答道：你所能治的和知道的病，已经很多了，但就这个病来讲，你做错了。（医学的道理是非常深奥的，）好比鸿雁的飞翔，虽亦能上冲于天，却达不到浩渺长空的边际。圣人治病，遵循法度，引物比类，掌握变化于冥冥莫测之中，察上可以及下，不一定拘泥于常法。令见脉浮大而虚，这是脾气外绝，去胃而外归于阳明经。由于二火不能胜三水，因此脉乱而无常。四肢懈怠无力，是脾精不能输布的缘故。气喘咳嗽，是水气泛滥于胃所致。便血，是由于脉急而血行失其长度。

【原文】

若夫以为伤肺者，由失以狂也，不引比类，是知不明也。夫伤肺者，脾气不守，胃气不清，经气不为使，真脏坏决，经脉傍绝，五脏漏泄，不衄则呕，此二者不相类也。譬如天之无形，地之无理，白与黑相去远矣。是失，吾过矣，以子知之，故不告子。明引比类、从容，是以名曰诊经，是谓至道也。

【译文】

如果把这个病诊断为伤肺，失误在于太随意了，是错误的诊断。诊病不能引物比类，是知之不明。如果肺气受伤，则脾气不能内守，致胃气不清，经气也不为其所使；肺脏损坏，则治节不通，致经脉有所偏绝，五脏之气俱漏泄，不衄血则呕血。病在肺在脾，二者是不相类同的。如果不能辨别，就如天之无形可求，地之无位可理，黑白不分，未免相距太远了。这个失误是我的过错，我以为你已经知道了，所以没有告诉你。以后要懂得诊病必须明晓引物比类，以求符合从容分析的说法，所以叫作诊经，这是至真至确的道理所在。

疏五过论篇

【原文】

黄帝曰：呜呼远哉！闵闵乎若视深渊，若迎浮云。视深渊尚可测，迎浮云莫知其际。圣人之术，为万民式，论裁志意，必有法则，循经守数，按循医事，为万民副。故事有五过，汝知之乎？

雷公避席再拜曰：臣年幼小，蒙愚以惑，不闻五过，比类形名，虚引其经，心无所对。

【译文】

黄帝感叹道：哎呀，真是太高深了！高深得好像视探深渊，又好像迎看浮云；但渊虽深，尚可以测量，迎看浮云，却看不到其边际。圣人的医术，是万民学习的榜样，论裁而得医学上的认识，必有法则，因循遵守医学的常规和法则，审查医事，才能为万民谋福利。所以医事有五过，你知道吗？

雷公离开座位两拜而答道：我年岁幼小，愚蠢而又糊涂，不曾听说过五过；虽然也能从病的症状和名目上来比类，但只是虚引经义而已，心里还不明白，不能回答。

【原文】

帝曰：凡诊病者，必问尝贵后贱，虽不中邪，病从内生，名曰脱营。尝富后贫，名曰失精。五气留连，病有所并。医工诊之，不在脏腑，不变躯形，诊之而疑，不知病名。身体日减，气虚无精，病深无气，洒洒然时惊。病深者，以其外耗于卫，内夺于荣。良工所失，不知病情。此亦治之一过也。

凡欲诊病者，必问饮食居处。暴乐暴苦，始乐后苦，皆伤精气，精气竭绝，形体毁沮。暴怒伤阴，暴喜伤阳，厥气上行，满脉去形。愚医治之，不知补泻，不知病情，精华日脱，邪气乃并。此治之二过也。

【译文】

黄帝道：凡在诊病之时，应当先问病人的生活情况，如果是先贵而后贱，那么，虽然没有感受外邪，也会病从内生，这种病叫"脱营"。如果是先富而后贫，发病叫作"失精"，由于五脏之气滞留不运，积并而为病。医生诊察这种病，病的初期，由于病不在脏腑，形体也无改变，医生常诊而疑之，不知是什么病。日久则身体逐渐消瘦，气虚而精无以生，病势深重则真气被耗，阳气日虚，因恶寒而心怯时惊，其所以病势日益深重，是因为在外耗损了卫气，在内劫夺了营血。这种病即便是技术高明的医生，若不问明病人的情况，不知其致病的原因，同样不能治愈，这是诊治上的第一个过失。

凡是诊察病人，一定要问其饮食居住，以及精神上是否有突然的欢乐，或突然的愁苦，或先乐后苦等情况，因为突然的苦或乐都能损伤精气，使精气竭绝，形体败坏。暴怒则伤阴，暴喜则伤阳，阴阳俱伤，则使人气厥逆而上行，充满于经脉，而身体瘦削。技术低劣的医生，在诊治这种疾病时，既不知道该补还是该泻，又不了解病情，致使其精气日渐耗散，邪气得以积并，这是诊治上的第二个过失。

【原文】

善为脉者，必以比类、奇恒、从容知之。为工而不知道，此诊之不足贵，此治之三过也。

诊有三常，必问贵贱。封君败伤，及欲侯王。故贵脱势，虽不中邪，精神内伤，身必败亡。始富后贫，虽不伤邪，皮焦筋屈，痿躄为挛。医不能严，不能动神，外为柔弱，乱至失常，病不能移，则医事不行。此治之四过也。

凡诊者，必知终始，有知余绪。切脉问名，当合男女，离绝菀结，忧恐喜怒，五脏空虚，血气离守。工不能知，何术之语。尝富大伤，斩筋绝脉，身体复行，令泽不息，故伤败结，留薄归阳，脓积寒炅。粗工治之，亟刺阴阳，身体解散，四肢转筋，死日有期。医不能明，不问所发，唯言死日，亦为粗工。此治之五过也。

【译文】

善于诊脉的医生，必然能够别异比类，分析奇恒，从容细致地分析疾病的变化规律。如果医生不懂得这个道理，他的诊治技术就没有什么可贵之处，这是诊病上的第三个过失。

诊病之时，必须把病人的贵贱、贫富、苦乐三种情况问清楚，比如是否曾有被削爵失势之事，以及是否有欲做侯王的妄想。因为原来地位高贵，失势以后，其情志必抑郁不伸，这种人，虽然未中外邪，但由于精神已经内伤，身体必然败坏，甚至死亡。先富后贫的人，虽未伤于邪气，也会发生皮毛焦枯、筋脉拘挛，成为痿躄的情况。对这类病人，医生如果不能严肃地进行开导，不能动其思想、改变其精神面貌，而一味地对其顺从，任其发展下去，则必然乱之而失常，致病不能变动，医治也不产生效果，这是诊治上的第四个过失。

凡是诊治疾病，必须了解疾病的全部过程，同时还要察本而能知末。在诊脉问证时，应结合男女在生理及脉证上的特点。如因亲爱之人分离而怀念不绝，致情志郁结难解，及忧恐喜怒等，都可使五脏空虚，血气离守，医生如不知道这些道理，还有什么诊治技术可言？曾经富贵的人，一旦失去财势，必大伤其心神，致筋脉严重损伤，形体虽依然能够行动，但津液已不再滋生了。若旧伤败结，致血气留聚不散，郁而化热，归于阳分，久则成脓，脓血蓄积，使人寒热交作。粗率的医生治疗这种病，由于他不了解病系劳伤脓积，而多次刺其阴阳经脉，使其气血更虚，致身体懈散，四肢转筋，死期已不远了。医生对此既不能明辨，又不问其发病原因，只是说病已危重，这是粗率的医生，此为诊治上的第五个过失。

【原文】

凡此五者，皆受术不通，人事不明也。故曰：圣人之治病也，必知天地阴阳，四时经纪，五脏六腑，雌雄表里，刺灸砭石，毒药所主。从容人事，以明经道，贵贱贫富，各异品理，问年少长，勇怯之理，审于分部，知病本始，八正九候，诊必副矣。

【译文】

以上所说的五种过失，都是由于所学医术不精深，又不懂得贵贱、贫富、苦乐等人情而造成的。所以说：圣人治病，必知自然界阴阳的变化，四时寒暑的规律，五脏六腑之间的关系，经脉之阴阳表里，刺灸、砭石、毒药治病之所宜，能周密详细地审察人情事理，掌握诊治之常道，从病人的贵贱贫富苦乐，区分其体质及发病的特点，问其年龄之长幼，知其性情勇怯之理，审察疾病出现的部位，以知其病之本始，并结合八风正气及九候脉象进行分析，那么他的诊治就一定是精确的。

【原文】

治病之道，气内为宝，循求其理。求之不得，过在表里。守数据治，无失俞理。能行此术，终身不殆。不知俞理，五脏菀热，痈发六腑。诊病不审，是谓失常。谨守此治，与经相明。《上经》《下经》，揆度阴阳，奇恒五中，决以明堂，审于终始，可以横行。

【译文】

治病的关键，在于深察病人元气的强弱，来寻求邪正变化的机理。如果不能切中，那么过失就在于对表里关系的认

识了。治病时应遵守数据，不要失去取穴的理法，能这样来
进行医疗，则终生可不发生差错。如果不知取穴的理法，而
妄施针石，可使五脏积热，痈疡发于六腑。若诊病不能审慎，
便是失去常规，若能遵守这些诊治法则，自会与经旨结合。
《上经》《下经》，都是如何揆测度量阴阳的变化，诊察奇恒之
疾和五脏之病，而取决于面部颜色，审知疾病的始终等道理，
便可随心所欲而遍行于天下。

徵四失论篇

【原文】

黄帝在明堂，雷公侍坐。

黄帝曰：夫子所通书受事，众多矣。试言得失之意，所以得之，所以失之。

雷公对曰：循经受业，皆言十全，其时有过失者，请闻其事解也。

帝曰：子年少智未及邪？将言以杂合耶？夫经脉十二，络脉三百六十五，此皆人之所明知，工之所循用也。所以不十全者，精神不专，志意不理，外内相失，故时疑殆。诊不知阴阳逆从之理，此治之一失也。

【译文】

黄帝坐在明堂之上，雷公在一旁侍坐。

黄帝道：你研读医书以及从事医疗工作，已经很多了，试谈谈对医疗上的成功与失败的看法，为什么能成功，为什么会失败。

雷公道：我遵循医经学习医术，书上说可以得到十全的疗效，但在医疗中有时还是有过失，请问这应该怎样解释呢？

黄帝道：你是由于年轻智力不足，还是由于对众人的学说缺乏一以贯之的独立见解呢？经脉有十二，络脉有三百六十五，这是人们所知道的，也是医生所遵循应用的。治病之所以不能收到十全的疗效，是由于精神不能专一，思想失去条理，不能将外在的脉证与内在的病情综合在一起分析，所以时常产生疑惑和危殆。诊病不知阴阳逆从的道理，这是治病失败的第一个原因。

【原文】

受师不卒，妄作杂术，谬言为道，更名自功，妄用砭石，后遗身咎。此治之二失也。

不适贫富贵贱之居，坐之薄厚，形之寒温，不适饮食之宜，不别人之勇怯，不知比类，足以自乱，不足以自明。此治之三失也。

【译文】

从师学习尚没有毕业，学术未精，乱用杂术，以错误为真理，变易其说，而自以为功，乱施砭石，给自己遗留下过错，这是治病失败的第二个原因。

不辨别病人贫富贵贱的生活特点、居处环境的好坏、形体的寒温，不理解适宜的饮食，不区别个性的勇怯，不知道用比类取象的方法进行分析，这种做法，只能扰乱自己的思想，没有清楚的认识，这是治病失败的第三个原因。

【原文】

诊病不问其始，忧患饮食之失节，起居之过度，或伤于毒？不先言此，卒持寸口，何病能中？妄言作名，为粗所穷。此治之四失也。

【译文】

　　诊断疾病，不问发病的原因，是由于忧患等精神上的刺激，饮食失于节制，生活起居违背常规，还是由于曾伤于毒？如果诊病时不首先问清楚这些情况，便仓促去诊视病人的脉息，怎能诊断出病情？只能是乱言病名，使病为这种粗率治疗的作风所困，这是治病失败的第四个原因。

【原文】

　　是以世人之语者，驰千里之外，不明尺寸之论，诊无人事。治数之道，从容之葆，坐持寸口，诊不中五脉，百病所起，始以自怨，遗师其咎。是故治不能循理，弃术于市，妄治时愈，愚心自得。呜呼！窈窈冥冥，孰知其道？道之大者，拟于天地，配于四海，汝不知道之谕，受以明为晦。

【译文】

　　有一些医生说起话来，夸大到千里之外，却不明白尺寸诊法；诊治疾病，不知参考人事，更不知诊病之道应以能做到比类从容最为宝贵的道理，只知诊察病人的脉息。这种做法，既不能精确地诊察五脏之脉，更不知疾病的起因，于是开始埋怨自己的学术不精，继而归罪于老师传授不明。所以治病如果不能遵循医理，必为群众所不信任，乱治中偶然治愈疾病，不知是侥幸，反自鸣得意。啊！医道之精微深奥，有谁能彻底了解其中的道理？医道之大，可以比拟于天地，配于四海，你若不能通晓道之教谕，则即使名师传授明白的道理，也依然暗晦不明。

解精微论篇

【原文】

　　黄帝在明堂，雷公请曰：臣受业传之，行教以经论，从容形法，阴阳刺灸，汤药所滋。行治有贤不肖，未必能十全。若先言悲哀喜怒，燥湿寒暑，阴阳妇女，请问其所以然者，卑贱富贵，人之形体所从，群下通使，临事以适道术，谨闻命矣。请问有毚愚仆漏之问，不在经者，欲闻其状。

　　帝曰：大矣。

【译文】

　　黄帝坐在明堂之上，雷公请问道：我接受了您传授的医道，再教给我的学生，所教的内容都是经典所论，其中包括从容形法、阴阳刺灸、汤药所滋等。然而，他们在临证之时，因为有贤愚的差别，所以未必能有十全之效。至于教的方法，是先告诉他们注意病人的悲哀喜怒、燥湿寒暑、阴阳妇女等方面的问题，再让他们回答所以然的道理，并向他们讲述贱富贵及人之形体的适从等，使他们通晓这些理论，在临证时适当地运用，这些事在过去我已经听您讲过了。现在我还有一些很愚陋的问题，在经典中找不到，要请您解释。

　　黄帝道：你谈的问题真是非常重要啊。

【原文】

公请问：哭泣而涕泪皆出者，若出而少涕，其故何也？

帝曰：在经有也。

复问：不知水所从生？涕所从出也？

帝曰：若问此者，无益于治也，工之所知，道之所生也。夫心者，五脏之专精也，目者，其窍也，华色者，其荣也。是以人有德也，则气和于目；有亡，忧知于色。是以悲哀则泣下，泣下水所由生。水宗者，积水也。积水者，至阴也。至阴者，肾之精也。宗精之水，所以不出者，是精持之也。辅之裹之，故水不行也。

【译文】

雷公请问：有的病人哭泣而泪涕皆出，也有的泪出很少却有鼻涕的，这是什么原因？

黄帝答道：这个在医经里有记载。

雷公又问：那么，眼泪是如何产生的？鼻涕又是从哪里来的呢？

黄帝道：你问的这些问题，对治疗没有什么意义，但也是医生应当知道的，因为这是建立医学理论的基本知识。心为五脏之专精，两目是它的外窍，光华色泽是它的外荣。所以一个人在心里有得意的事，则神气和悦于两目；假如心有所失意，则忧愁之情表现于面色。因此悲哀就会哭泣，流下的泪是由水产生的。水的来源，是体内积聚的水液。积聚的水液，是至阴。所谓至阴，就是肾藏之精。来源于肾精的水液，平时之所以不流出，是由于肾精的持守。精能辅助、裹藏水液，所以眼泪不至于外流。

【原文】

夫水之精为志，火之精为神，水火相感，神志俱悲，是以目之水生也。故谚言曰：心悲名曰志悲，志与心精，共凑于目也，是以俱悲则神气传于心精，上不传于志而志独悲，故泣出也。泣涕者，脑也，脑者，阴也，髓者，骨之充也。故脑渗为涕。志者，骨之主也，是以水流而涕从之者，其行类也。夫涕之与泣者，譬如人之兄弟，急则俱死，生则俱生，其志以早悲，是以涕泣俱出而横行也。夫人涕泣俱出而相从者，所属之类也。

【译文】

水的精气是志，火的精气是神，水火相互交感，神志就感到悲哀，于是泪水就出来了。所以俗语说：心悲叫作志悲，因为肾志与心精，同时上凑于目，所以心肾俱悲，则神气传于心精，而不传于肾志，肾志独悲，水失去了精的制约，故而泪水就出来了。哭泣而涕出的，其故在脑，脑属阴，髓充于骨并且藏于脑，而鼻窍通于脑，所以脑髓渗漏而成涕。肾志是骨之主，所以泪水出而鼻涕也随之而出，是因为鼻涕、泪水是同类的关系。涕之与泪，譬如兄弟，危急则同死，安乐则共存，肾志先悲而脑髓随之，所以涕随泣出而涕泪横流。涕泪所以俱出而相随，是由于涕泪同属水类。

【原文】

雷公曰：大矣。人哭泣而泪不出者，若出而少，涕不从之，何也？

帝曰：夫泣不出者，哭不悲也。不泣者，神不慈也。神不慈，则志不悲，阴阳相持，泣安能独来？夫志悲者，惋，惋则冲阴，冲阴则志去目，志去，则神不守精，精神去目，涕泣出也。且子独不诵不念夫经言乎，厥则目无所见。夫人厥则阳气并于上，阴气并于下。阳并于上，则火独光也；阴并于下，则足寒，足寒则胀也。夫一水不胜五火，故目眦盲。

【译文】

雷公道：您讲的道理真是博大精深啊！请问，有的人哭泣但眼泪流不出来，或虽出但量非常少，且涕不随之而出的，这是什么原因？

黄帝道：哭泣却没有眼泪，是内心并不悲伤。不出眼泪，是心神没有被感动；神不感动，则志亦不悲；心神与肾志相持而不能相互交感，眼泪怎么能出来呢？大凡志悲就会有凄惨之意；凄惨之意冲动于脑，则肾志去目；肾志去目，则神不守精；精和神都离开了眼睛，眼泪和鼻涕才能出来。你难道没有读过或没有想到医经上所说的话吗？厥则眼睛一无所见。当一个人在厥的时候，阳气并走于上部，阴气并走于下部；阳气积并于上，则上部亢热；阴气积并与下，则足冷，足冷则发胀。因为一水不胜五火，所以眼目就看不见了。

【原文】

是以冲风，泣下而不止。夫风之中目也，阳气内守于精，是火气燔目，故见风则泣下也。有以比之，夫火疾风生，乃能雨，此之类也。

【译文】

所以迎风就会流泪不止，是因为风邪中于目，阳气内守于精，也就是火气燔目的关系，所以遇到风吹就会流泪了。打个比喻火热之气炽甚而风生，风生而有雨，与这个情况是类似的。